発達障害で
つまずく人、
うまくいく人

備瀬 哲弘

ワニブックス【PLUS】新書

はじめに

発達障害との出会い

私と発達障害との最初の接点は、都立府中病院（現在の都立多摩総合医療センター）で勤務しているときでした。私は三〇歳から約三年間、同院の精神神経科に在職していました。そこは「精神科ER」とも呼ばれる機能を持った病棟で、いわゆる急性精神病状態の患者が主に運ばれてきます。急性精神病状態とは興奮や錯乱《さくらん》状態にある場合がほとんどで、そういう状態にある人たちは救急隊ではなく警察官が保護して搬送《はんそう》してきます。そういう人たちを法に則《のっと》り判断した上で強制的（非自発的）に入院させ、治療するという仕事に携《たずさ》わっていました。

そこへ小児の自閉症を専門に診ている医師が、急性期の患者の診療に携わるという目的で出向してきたことがありました。その先生が救急診察に加わり、患者の様子や生育歴を聴取《ちょうしゅ》して、精神科救急の現場で私たちが診ている患者の中には発達障害の特性が根底にあり、その上でとても混乱していると考えたほうがいい人がかなりいるのではないかと指摘されました。そこで、当時の上司の指示を受けて、私が精神科ERに搬送されてくる患者の中にどれくらい発達障害の人がいるのかに関して調べはじめたのです。

ただ、ERに搬送されてくる人たちは、先述したようにいわゆる急性精神病状態であることがほとんどです。興奮が強く、自分自身を傷つけたり、もしくはものを壊したり、人を傷つけたりするおそれがある、自傷《じしょう》・他害《たがい》が強く疑われる状態なのです。急性精神病状態としか診断できないような患者を、発達障害の範疇《はんちゅう》でとらえ直すというのは、とても大変な仕事を請け負ってしまったという思いが私にはありました。

こんなこともありました。深夜に当直勤務をしているとき、広汎性《こうはんせい》発達障害の診断で通院している青年から「担当医と話がしたい」という電話が入りました。「今はいないので、平日の外来が開いている時間に来院してください」と説明したのにもかかわらず、彼は直接ERにやってきました。「どうしても担当医と話がしたい」と言うので、「代わりに聞きます」と対応しても、「担当医じゃないとダメだ」というこだわりを捨てません。「今はいないから」と説得しても聞く耳を持ちません。とうとう、その青年は病院の窓ガラスを割るという行為に衝動的におよんでしまいました。

また、「レッサーパンダ事件」（二〇〇一年四月）が話題になったのもこの頃です。東京・浅草の路上でレッサーパンダの帽子を被った青年に短大生が刺殺された事件です。自閉症の特性に基づいたこだわりのため、かえって目立つ格好をして犯行におよんだ事件ということで話題になりました。

弁護側は被告が広汎性発達障害に当たるとして責任能力がないことを主張しましたが、裁判では無期懲役が確定しました。この事件は『自閉症裁判』（佐藤幹夫、洋泉社）や『自閉症スペクトラム・浅草事件の検証』（高岡健・岡村達也、批評社）などの書籍にもなっています。

だから、私と発達障害との最初のかかわりは、命じられた仕事というだけであって、そんなにいい相性だったとはいえません。できれば診療にかかわりたくないというのが正直な気持ちでした。

しかし、その調査の一環として訪れたある医療・療育機関で出会った自閉症の子どもたちは、いつも穏やかで、あまり突飛《とっぴ》なことも言わない、優しくて目立たない、いい子たちばかりでした。実際にはごく稀《まれ》であるにもかかわらずレッサーパンダ事件のような強いインパクトを残す行動をする人間が話題になってしまったため、自閉症の子を持つ親たちはひどく傷ついていました。同じ特性を持っているというだけで、わが子が世間から同じような目で見られるのを深く悲しんでいました。

医師で京都大学医学部人間健康科学科教授の十一元三《といちもとみ》先生が少年院で調査した結果では、法を犯した青少年の中に自閉症の占める割合は、一般人よりも低いことが知られています（「少年事件・刑事事件と広汎性発達障害」『そだちの科学』５）。自閉症を含んだ広汎性発達障害の概念の正しい知識を、もっと社会に伝えなくてはならないと考えさせられた事件でもありました。

復職支援プログラムにかかわる

都立府中病院を離れた後、企業の中でメンタル産業医の仕事にも二年ほどかかわりました。就労しながら精神疾患を患い、休職することになった人たちと面接し、復職の可否の判断や療養上の助言を行うのが主な仕事です。対象者の多くがうつ病でしたが、その中に少数ですが、突拍子もないことを言いだすので統合失調《とうごうしっちょう》症などの診断がついている人たちもいました。また、うつ病と診断がついていても、復職後にほかのうつ病の人とは振る舞い方がまったく違うと指摘される人たちもいました。発達障害の疑いが根底にあって、二次障害としてうつ病が発症した人たちです。

　その当時でも、うつ病の概念は広く社会に浸透していました。会社にも周りの同僚たちにも理解があって、うつ病の治療や復職に関して非常に協力的でした。反面、発達障害の概念は広まっておらず、復職のときに発達障害の人たちの持つ行動特性を説明するだけでも大変な苦労でした。

　それでも、私がメンタル産業医として活動していたのが、わりと規模の大きな会社だったので、発達障害の特性を持つ人たちの復職にも配慮をしてもらうことができました。たとえば、一つ一つの業務の指示を明確にするとか、窓口業務を避けてもらえば問題がなくなるということを説明して、配置転換をしてもらったりすることができました。

ただ、そこまで余裕のない会社では、うつ病はともかく発達障害の人へ配慮するのはなかなかむずかしいことでした。やはり発達障害に対する社会の理解が未熟なのが原因だと考えて、知識を啓蒙する必要性を感じました。当時の私には、発達障害に関する正しい知識が伝われば、社会もそれに応じて必要なだけ配慮してくれるのではないかという、いま考えると甘い期待もありました。だからといって、このときも私は発達障害を専門的に診ていこうという気持ちはまだありませんでした。

私にとって一番関心を持っている課題は、うつ病の再発をどう防ぐかということでした。職場で十分に配慮していて本人も再発防止を指向して注意を払っていても、しばしばうつ病は再発を繰り返します。

その課題に取り組んでいくうちに、再発防止策としては、通常の診療だけではなく、できるだけ多職種でかかわって、認知行動療法《にんちこうどうりょうほう》なども併用するほうが効果が上がることがわかってきました。また、休職している人にはリハビリ的な治療も行い、段階的に負荷《ふか》をかけて復職をすることが、再発するにしてもそれまでの期間を長期化できることも見えてきました。

そこで、主にうつ病の人たちを治療して、その復職および職場復帰後の再発防止を目指すことをこれからの自分の職務としていこうと、二〇〇七年に東京・吉祥寺にクリニックを開設しました。

就労継続支援を目標とする

精神科の疾患を治療している精神科医の悩みは、明確な治療目標を立てにくいことです。何をもってよい状態に戻ったと判断するのかということに、いつも私たちはジレンマを感じています。

たとえば、足を骨折した患者さんがやってきたときのように、診断して「ひと月ギプスで固定したあと二週間リハビリが必要なので、以前のように歩けるまで一カ月半辛抱してください。それで完治です」などと言うわけには残念ながらいかないのです。

精神科の疾患では、「はい、治療は終わりました。元通りの状態に戻っています」とはなりません。それでも、メンタル産業医として従事した経験からは、うつ病を治療して、再び休職前の職場に戻すというのであれば、治療目標は明確になると考えるようになりました。つまり、うつ病でいったん休職しても、復職をはたし、その後も仕事を継続できる精神状態を保ち生活していくことを目標とした治療を、このクリニックでやっていこうと決心したのです。

たとえば、腎不全を患《わずら》った人は透析をしながら、高血圧の人では降圧薬《こうあつ》を飲みながらでも、罹患《りかん》する前と変わりなく社会生活を営んで、仕事をして税金を納めている方が数多くいます。うつ病でも、通院して内服を継続しながらでも就労を継続できれば、勤労と納税という国民の義務をはたすことができます。病気になる前と同じ社会的役割がはたせることはとても重要な意味を持つはずです。それを医療者として目標にしようと思ってやってきました。

クリニック開設後は治療の一環として、うつ症状で休職にいたり、今後復職を目指す人たちを対象としてリワークプログラムを実施してきました。リワークプログラムでは集団認知行動療法などグループで行う治療が中心となります。こうしたグループでのプログラムを実施していくと、その中に人の話を聞かない、そして周りの人ととてもズレている人物がいることに気がつくようになりました。それが発達障害の人たちだったのです。

そのとき、ちょうど大人の発達障害をテーマとする本を書く機会をいただき、以前私が医療・療育機関で出会った自閉症の子どもたちの穏やかな顔と傷ついていた親たちのこと、産業医のときになかなか理解を得られなかった成人の発達障害の「ちょっと変わった」言動などを思い出しながら、発達障害の正しい知識を一人でも多くの人たちに知ってほしいという願いを込めて筆を進めていきました。それが『大人の発達障害』（マキノ出版）という書籍になりました。

啓蒙して、社会や職場に理解を求めれば、小児を専門にしている先生たちが言うように、社会的に配慮されるようになり、当事者たちもずっと生きやすい世の中になるのではないかという気持ちがありました。

その書籍の反響が大きかったのだと思います。その後、発達障害で受診してくる人たちが大幅に増えました。

成人になってはじめて発達障害の行動特性が明らかになった人たちは、知的レベルも高く、言葉の遅れもないのですが、その行動特性のため、職場で浮いていたりうとんじられていたりします。結果として不適応を起こして転職を繰り返していることも少なくありません。それを何とかして防ぎたいという気持ちが、診療を重ねていくうちにだんだんと深まってきています。

今、うつ病で休職中の方の復職とその後の再発防止を目指しているのと同じように、大人の発達障害の人たちが、まずは今働いている職場で安定した就労を続けられるように診療することが、私の医療者としての目標となっています。

本書は、これまで私が診療にかかわってきた経験を元に、成人の発達障害の人たちの状況を一人でも多くの人に理解してほしいという思いで書きました。

私のクリニックを受診する人たちの半数以上は、発達障害の特性を持ちながら、自分なりに工夫して、苦労しながらも就労を続けてきています。中には、発達障害の特性のため、人間関係で失敗したり、仕事で挫折を味わった人もいます。しかし、それでもなお努力して発達障害の特性を乗り越えていこうとしています。

発達障害の当事者であれば、本文中にどこか自分と似た人を見つけて、共感できるかもしれません。安堵することもあるでしょう。同じ特性を持つ人から学べるところもあるかもしれません。

また、身近にいる人たちには、周りとうまくいかない自分に一番苦しんでいるのは、発達障害の特性を持っている本人だということを知っておいてほしいと思います。そして、発達障害に対する理解とちょっとした配慮があれば、本人にとっても周りの人たちにとっても、ずっと生きやすい社会が築けるのだということをわかっていただければと期待しています。

目次

はじめに　3

第1章　他の人とは「違う」特徴のある人たち……19

診断難民が増えてきている／診断を求めて来る人たち／周りに配慮を求めている人／自分の特性を知りたい人／変人という汚名をそそぎたい人

第2章　発達障害と自閉症スペクトラム……35

診断の基準は「三つ組の障害」／自閉症スペクトラムという概念／発達障害の歴史／一〇〇人に一人が発達障害で困っている／発達障害は遺伝的な要因が大きい？

第3章　発達障害の診断はどう行われるか……57
いま何が一番困っているのか／社会性の障害の特徴的な例／コミュニケーションの障害の特徴的な例／想像力のズレによる常同反復・こだわりの特徴的な例／通知表が教えてくれること／両親から得られるエピソード／どのような検査をするか／広汎性発達障害と注意欠陥・多動性障害の違い

第4章　「行動の偏り」のため、周りからズレてしまう人たち……79
身だしなみや服装のおかしさを指摘される／視線が合わない／相手の表情が読めない／指示が伝わらない／「暗黙の了解」がわからず周りから浮いてしまう／予定が変更になるとパニックになる／うつ病と親和性が高い／衝動性が見られることも／ADHDの人は不注意から仕事のミスが多い

第5章　「受け止め方の偏り」のため、生きづらさを感じてしまう人たち……105
言葉のウラが読めない／言葉を「文字通り」に理解する／曖昧な言葉が許せない／言葉の意味を具体的にイメージできない／文脈の意図を読みきれない／経験したことを一般化できない／理解のズレのため仕事がうまくいかない／ランチタイムがつらい／雑談はバカバカしいと思う／飲み会に参加するとどっと疲れる／フリートークができない／枠がないのが苦手

第6章　「感覚の偏り」のため、ストレスを感じる人たち……135
感覚の偏りとは／寒暖の差がつらく感じる／シャープペンシルの音に堪えられない／不眠の傾向がある／薬の効き方にも偏りがある

第7章　「性格の偏り」のため、さらに生きづらくなっている人たち……147
アスペルガー症候群の三つの性格タイプ／議論で論破する／人付き合いはできるだけ避けたい／自己評価が低くなっているのが問題

第8章　治療でどういう改善がはかれるか……157
まずは発達障害を認識する／自分を客観的に整理する／自分なりの対処法を見つける／集団カウンセリング（通院集団精神療法）／ソーシャルスキルズトレーニング／二次障害にはうつ病が多い／二次障害の原因と改善方法／職場にどう伝えるか／目標のハードルを下げる

第9章　発達障害とうまく付き合うために自分でできること……181
発達障害は発達して変わっていく／生活のリズムを崩さない

／リラックス時間をつくる／自分でできる実践的な対処法／職場で気をつけること／人間関係のルールを守る／感情をコントロールする／身だしなみを整える／エチケットを守る／発達障害と職業／社会とつながってサポートを受ける

第10章　周りの人たちがサポートできること……203

特性により本人も困っていることを理解する／可能な範囲で手助けする／叱ることで変化しないことを理解する／仕事の指示は具体的なほうがいい／上司のフォローでうまくいく／長い目で見て手助けする／努力してもうまくいかないこともあると知っておく／家族を支える人を見つける／パートナー間ではルールをつくる／サポート側が疲れないためには

おわりに　218

〔第1章〕

他の人とは「違う」特徴のある人たち

診断難民が増えてきている

最近、精神科外来のある病院では、受診する人の数が急激に増えてきたという話を聞きます。特に、成人の発達障害を専門に診ることを謳っている診療所では、初診の予約が数カ月待ちというところもあるようです。

たしかに、そういった診療所やクリニックのウェブサイトを開くと、「現在、初診予約が混み合っているため、受付を停止しております。現在、約三カ月待ちです」と書かれていたり、「来月の予約は終了しました。再来月の予約電話は○月○日午前一〇時より受け付けます」などと告知されていたりします。

では、なぜ最近になって、これほどまでに発達障害で受診する人の数が増えてきたのでしょうか。その理由は二つあると考えています。

まず一つは、発達障害という概念が一般の人たちに急速に広まってきたことが挙げられます。

インターネットでざっと検索しただけでも、「成績優秀なのに仕事ができない『大人の発達障害』急増の真実」「うまく生きられない人々――発達障害が直面する現実」「意味不明な人たち――発達障害と人格障害に取り組む」「発達障害　メンタルヘルスブログ村」「成人発達障害の自己診断ガイド」「インターネットによる発達障害チェックリスト」「全国初の発達障害生徒の支援高校」などという項目が並び、簡単に発達障害に関する情報やニュースを閲覧《えつらん》することができます。もっと情報を知りたいと思う人は、発達障害に関する書籍を手にすることでしょう。ベストセラーリストに名前を連ねる書籍も出ています。

もう一つの理由は、大人の発達障害の診断を行える診療所の数がまだ少ないことです。私たちが医学研修をはじめた頃には、発達障害は子どもの障害であると考えられており、子どもであれば当然大人になるという視点がどこか抜けていたのか、診断や治療のトレーニングを受けていたのは児童精神科医を目指す医師たちだけで、成人の精神科の研修ではそういうトレーニングを受けてこなかったので、発達障害を診ることのできる医師の数が不足しているのです。

そのため、診断を受けたいのに受けられないという「診断難民」を生んでいるのだと思います。だから、最近になって発達障害の特性を持つ人たちの実数が急に増えてきたというわけではないのです。

診断を求めて来る人たち

発達障害の概念が広く知れ渡るようになって、自分は発達障害ではないだろうかと疑って受診してくる人や、周りから発達障害を指摘されて、診療所に行くことを勧められてくる人がほとんどです。

数年前までは、うつ病などの精神疾患で来院された人に、隠れている発達障害という問題を発見する場合が多かったのですが、今では診療に来るかなりの人たちがインターネットや書籍で調べて、「自分が周りの人とうまくいかないのは発達障害が原因だと思う。そのせいでうつ病にもなっているのではないか」などと言います。発達障害の特性の一つに、**「こだわりが強い」**ということがあります。興味を持ったことはこだわりを持って調べるため、情報収集能力は高く専門用語の使い方も適切で、「私のうつ病は発達障害の二次障害なのです」などと言って受診される人も多くなっています。

私が書いた書籍を読んで、受診される方も少なくありません。二〇〇九年に刊行した『大人の発達障害』（マキノ出版）の中で、「周囲の空気が読めずに周りをかき乱してしまう男性研修医」のケースを例に挙げました。内容は事実に基づいたフィクションで、登場人物の設定などは変えてあるのですが、それを読んだというまさに医師の方がやってきたのには驚きました。

私のクリニックは月曜日が休診で、火曜から土曜日まで診察していますが、突然、火曜日の朝一番に、奥さんと一緒に来られました。関西方面のある総合病院に勤務する医師で、「あの本に書かれていたことは、まさに自分そのものだ」と思って、新幹線に跳び乗ってやってきたと言います。

病院に外科医として勤務して、最初はわりと面倒見のいい先輩の下につき、その先輩が「手術が終わったら患者さんの容態を見て、こうだったらこうして」と逐一《ちくいち》指示を出してくれ、その指示も具体的だったので勤務上の問題はありませんでした。そのうち、その先輩より上の先輩たち、指示を出す先生や執刀する先生たちとのかかわりが必要になってきた途端、その先輩たちとのやり取りがうまくできなくなりました。看護師さんたちとの関係は最初からあまりうまくいっていなかったという説明でした。

よく話を聞いてみると、やはり発達障害の特性である**「周りの空気が読めない」「相手の言葉をそのまま受け取ってしまう」「相手の気持ちに配慮できない」**といった状況が見受けられました。

たとえば、奥さんとの間にまだ幼い子どもがいるのですが、奥さんが家事をしている間「子どもの面倒を見ていて」と頼んだら、オムツが濡れていて泣いていようとも、お腹が空いて泣いていようとも、それにお構いなしに「ただ見ているだけ」なのだそうです。それは職場でも同じで、先輩から指示されたことは、その言葉通りにしかやらない。また、自らが業務上は指示を出すためか、看護師さんなどには業務に関係ない話題のときでも上から目線で話をし、フォローの言葉などをかけることがないため、人間関係がうまくいっていないようでした。

本人はそういう職場での人間関係に困り、受診しなくてはいけないと思ったらすぐさま、勤務医という責任ある仕事を衝動的に放り出して、さらに事前に何の約束もしていないのにその朝奥さんの実家に子どもを預けて、夫婦でやってきました。

同じ医師の立場としてよく日程を調整することができたなと思いましたが、本を読んで自分に当てはまると思ったら、ほかのことは省みずにもう行くしかないと思ってしまうようなのです。ほかのことはすべて放り出してという状態だったのでしょう。

奥さんとしては、夫のこういうところが一番困ると話していました。**発達障害の人には、衝動性が強いことで周りの人を振り回し困らせている人が少なくありません。**

周りに配慮を求めている人

さまざまな啓蒙活動の結果、発達障害の概念が広がったのは悪いことではありません。たとえば、うつ病が広く認知されるようになって、それまで「怠け者」とか「根性のない人間」と思われていた人たちが数多く認知されて、適切な治療を施されるようになりました。うつ病がその最悪の予後として自殺にいたる病であることを考えれば、命を救われた人も少なくはないでしょう。

それと同様に、発達障害の概念が知られていないときには、発達障害の特性を持つ人たちは、**「変人」**とか**「仕事ができない人」「空気が読めない人」「わがままな性格の人」**などとレッテルを貼られて、周囲の人からうとましがられたり、いじめられたりすることがありました。

私のクリニックに診断を求めて来る人たちは、社会人になって早期、二〇代半ば頃の人たちが多く、就職をして一〜二年経って、どうも社会人としての生活がうまくいかないと感じて受診してきます。

成人の発達障害は、社会の中でその役割が変わることで気づかれる場合が多いのです。学生から社会人になったときが最初の試練です。次は結婚して家族を持ったときで、○○会社の社員、○○の夫（妻）、○○の父（母）と、社会的な役割が増えていくにつれて、生きづらさが増していくようです。

まず社会人になると、誰もが経験する最初のハードルが電話の受け応えです。社内の人さえまだ名前がうろ覚えなのですから、取引先の人の名前は頭に入っていません。その上に、発達障害の有無にかかわらず新入社員の多くは職場の電話が怖いと言います。

発達障害の人は、耳から情報を得ることが苦手なのです。

受話器で耳から情報を得ながら、「伝言をお願いします（メモしてください）」と言われても、メモをすることができないのです。**耳で聞いていることをメモに書くという、同時に二つのことがうまくできません。**伝言を書き留めようと思っても、誰からの電話なのか、誰に対する電話なのか、要件は何かなどの基本的なことがどこか抜けていたり、要領を得ないメモになっていたりするのです。それでは仕事にならないだろうと上司から叱責を受けることになります。

受診の際、会社の人が同伴してくることがあります。その場合には職場でトラブルになっていることが多く、仕事がうまく回せないというだけではなく、職場で奇異な振る舞いをするので、周りからちょっと浮いてしまっているような状況になっています。

こういう人たちは、**「診断が発達障害に該当してほしい」**と積極的に考えています。彼らは、診断がつかず仕事ができないだけと言われたくないという気持ちを強く持っています。そして、周囲の人への配慮を期待しています。自分に仕事ができないような面があっても、それが発達障害の特性に基づくものであれば、周りが配慮してくれるようになるはずだ。そうすれば自分もみんなと同じようにうまくいくと、強い期待を持っています。

しかし、その期待は、職場で診断を受けてこいと言われている意図とは、ちょっと違うと感じることがあります。現在の日本の職場では、発達障害の特性を持つ社員だからといって、仕事の内容や職場の配置を変える余裕のあるところは少ないようです。

大きな会社に勤務されている人は、なんとかそれなりの部署――たとえば、対人接触があまり多くなくて、臨機応変な対応が避けられる部門や、ある程度マニュアルのある仕事――であればしっかりとこなせるので、十分に戦力にはなります。

この点が、うつ病とくらべて発達障害の概念がまだ浸透しきれていないところでしょう。仕事の能力は十分あるのに、仕事の向き不向きが考えられていなかったり上司の仕事の与え方が適切でないために、その人の持つ才能をうまく活かしきれていないのは、ほんとうに残念なことです。

逆に、**「診断が該当しないということを求めて来る人」**もいます。妻から「あなたはヘンだから、きっと発達障害に違いないので、病院で診てもらってきて」と言われる男性などです。家庭ではすごく変わっているし、夫婦の会話もない。しかし、周りが騒ぎ立てるほど本人は困っていないし、職場でも何の問題もないと本人は認識している人たちです。

もちろん、周囲から浮いているという実感はあるようです。ただ、発達障害という診断を受けたくないと拒否します。これはいかなる疾患もそうですが、否認の問題です。自分で認識するのには抵抗があるということです。その男性にしてみれば、「自分がヘンなのではなく、周りのほうがヘンなんだ」という自負もあるのでしょう。

自分の特性を知りたい人

発達障害という診断を得て、会社や家族に配慮を求めたいという人以外にも、自分の特性を知って自己理解を深めたいという人たちもいます。

派遣社員として事務系の職場に勤める三〇代前半のAさんです。女子大を卒業して以来、派遣会社に所属してさまざまな職場を転々としてきたと言います。彼女は、**子ども**

のときからクラスメートと親密な関係になることができませんでした。自分から関係を持とうとすることはなく、逆に、相手が仲良くしようと距離を縮めてくるのがわかると、自分から離れていくようなところがありました。

大人になったら、そういう友だち付き合いにも慣れてくるだろうと思っていたのですが、いつまで経っても慣れません。そのため、職場で同僚と仲良くなりかけると、自分からその職場を辞めてまた違う職場を求めるといった生き方を、この一〇年ほど続けてきました。

Aさんは、この生き方をする限り特に困ってはいないと言います。しかし、他の人とは違う、こういう生き方をこのまま続けていいものだろうかという疑問を抱えて受診されました。自分でも情報を集めて、自分が発達障害ではないかと疑っていました。

Aさんのような人は、他人が自分の領域に入ってくると、非常に緊張して不安が強くなります。たとえば、職場でランチを食べているとき、お弁当をのぞき込まれ、「Aさんって、そんなおかずが好きなの」と言われるだけでも、逃げ出したくなるほど緊張するし、不快になるのです。しかし、Aさんの場合は、怒りを感じることはないようです。

また、Ａさんは自分の感情を表現するのが苦手です。診断のやり取りの中で「そのときにどう思いましたか」とか、「人からそう言われて、どう思いましたか」と尋ねると、「それはどういう意味ですか」と聞き返します。「あなたがそのとき感じたことを知りたいのです」と聞いても、**「その質問自体が、私には答えにくい」**と言います。

生育歴の聴取、心理検査や現在の状態に関する問診を重ね、私は発達障害であるという診断をくだしました。発達障害の傾向が生まれながらにして備わっているのだという診断結果を聞いて、Ａさんはとても安心されました。これまで生活上のトラブルはほとんどなく、仕事も問題なくできているので、今後もずっとこのまま生きていってもいいのだと自分なりに納得されたようです。

「発達障害の診断がつくのであれば、他人と違うのは私の責任ではないのですね。自分がほかの人とは違うということをあまり心配しないで生活していきます」とおっしゃっていました。

変人という汚名をそそぎたい人

「変人と言われたまま死にたくない」と言って、受診される高齢者も複数います。そして、その数は発達障害の啓蒙活動が広がるにつれて徐々に増加しているような印象を受けます。そういった方々の中の一人に、七〇代の男性Bさんもいました。

生まれてからずっと「変わっている」と言われ続けてきたので、「発達障害という診断をしっかり受けて死にたい」とおっしゃっていました。人とは違った言動のせいで奥さんとの関係も冷え切っていて、発達障害の診断を受けてみるつもりだと伝えたとき、「あなたはそうだと思うよ。だから受診してきなさい」と奥さんからも勧められたと言うのですが、それは、何十年も同居している妻との間で交わした実に何年ぶりかの会話だったそうです。

彼の人生を振り返ったときに驚いたのは、転職した数でした。よくこれだけ転職ができたなと思ったのですが、学歴が高く、仕事の能力も十分に備わっていたからでしょう。記憶力がとてもいいのにも驚きました。それぞれの会社を辞めることになった一つ一つのトラブルを詳細に覚えていました。

知能検査などの心理検査を行い、奥さんの視点による本人の振る舞いを確認して、また本人からも過去のエピソードを繰り返し問診するなどして、やはり発達障害だという診断をくだしました。知能検査の結果も、全体のＩＱが一四〇～一五〇と高いのですが、できることとできないことの能力のバラつきがとても目立ちました。

Ｂさんの場合、高齢であるため幼少時の発達歴は不明ですが、診察で話をするＢさんは言葉選びがすごく達者で、流暢《りゅうちょう》でした。ただ、**言語性のＩＱは高くても動作性（人の動作を真似て覚えるような）能力は低いというアンバランスさ**が目立っていました。そうした特性があると、相手の表情やしぐさの意味を理解することが不得手です。家庭でも会社でも周りの人とのコミュニケーションがうまく取れなかったのでしょう。

Ｂさんも、自分が人とは違うのは、発達障害の特性によるものであると知って、「これで変人との汚名をそそぐことができる」と言って満足して帰っていきました。

〔第2章〕

発達障害と自閉症スペクトラム

診断の基準は「三つ組の障害」

では、発達障害とはどういうものなのかということについて、ここで見ていくことにしましょう。

医師が診断をつける際には、個々人によるバラつきや地域、国によって違いが出てくることを最小限度に抑える必要性があります。そのためには、何らかの基準が必要となります。精神疾患の診断について検討する際には、その基準にする国際的な診断基準が二つあります。

世界保健機関（ＷＨＯ）が分類している「ＩＣＤ《アイシーディー》－10《テン》」（「疾病及び関連保健問題の国際統計分類」の第10版、一九九〇年採択）と、アメリカ精神医学会が定めた精神疾患に関するガイドライン「ＤＳＭ《ディーエスエム》－Ⅳ《フォー》」（「精神障害の診断と統計の手引き」一九九四年発表）です。この二つの診断基準に当てはめて検討するということになります。

発達障害の分類には、「精神発達遅滞」「広汎性発達障害（ＰＤＤ）」「学習障害（ＬＤ）」「注意欠陥・多動性障害（ＡＤＨＤ）」などが含まれていますが、知的障害が見られる「精神発達遅滞」や、読み書きや計算などが困難な「学習障害（ＬＤ）」の場合は、小・中学校などの教育の現場ですでに気づかれているので、大人になって初めて気づかれるということはほとんどありません。

ですから、私のクリニックに診断を求めてくる人たちは、「広汎性発達障害（ＰＤＤ）」と「注意欠陥・多動性障害（ＡＤＨＤ）」の二つに絞られてきます。相対性理論で有名なアインシュタインがそうだったのではないかといわれているアスペルガー症候群は、広汎性発達障害に属する概念です。

私のクリニックで発達障害と診断のつく人の九割が「広汎性発達障害」で、残りの一割が「注意欠陥・多動性障害」です。それぞれのクリニックや診療所で、専門としている分野があるというわけではないのでしょうが、担当医師の過去の著作などを参考にして、医療機関の側が受診者に選ばれているせいもあるのかもしれません。

ですから、本書では主に「広汎性発達障害」を中心に語っていこうと考えています（以降、本書で「発達障害」というときは、特別な場合をのぞいて「広汎性発達障害」を指します）。そして、必要なときに「注意欠陥・多動性障害」のことにも言及するようにしていきます。

私が実際に患者さんを診る場合、イギリスの精神科医ローナ・ウィングが提唱した「三つ組の障害」、すなわち、**「社会性の障害、コミュニケーションの質的な障害、想像力のズレによる常同反復・こだわり」の三つがあるのか、それがあって、しかもそれによって社会生活に支障が出ているのか**ということを確認します。

この「三つ組の障害」について、もう少しわかりやすく説明すると、以下のようになります。

(1) 社会性の障害

仕事やプライベートで周囲の人と波長を合わせて行動したり、ルールを守ったり、マナーやエチケットに配慮したりすることに困難さが見られます。たとえば、次のような生活上の支障が出てきます。

・身だしなみや服装で注意を受けることがある

・**「空気が読めない」**と言われたり、明らかに不適切な発言をしたという反応を受ける

・自分の所属する組織や地域の**「暗黙の了解」**や、冠婚葬祭のマナーなどがわからない
・雑談や飲み会のどこがおもしろいのかわからない。その場にいると苦痛や不安を感じてしまう
・一つの仕事に集中しているときはいいのだが、二つ、三つと仕事が重なると、どう段取りしていいのかわからなくなってしまう

(2) コミュニケーションの質的な障害

その場に応じた表情や態度、言葉を使って他者とかかわり合うことが苦手です。中にはそういう場に置かれると、不安や恐怖を感じる人もいます。

・話している**相手と視線を合わせられない**
・相手の表情で、その気持ちを推し量ることができない
・言葉を文字通りそのまま真《ま》に受けることが多く、**「冗談が通じない」**とか**「遠まわしな言い方が理解できない」**と指摘されたりする
・「あなたはどう思う」と聞かれると、わけがわからなくなって頭が真っ白になる

・本音と建前を使い分けられないためウソがつけない。ついてもすぐにバレることが多い。頭に浮かんだことを口に出さずにいられないことがある

(3)想像力のズレによる常同反復・こだわり

ルールや規則を絶対と感じている自分という存在があるので、あいまいなことだらけの社会とうまくバランスをとるため、こだわった動き方をします。それが、周囲の人には不可解と映ったり、困った行動だという印象を与えます。また、特定のものへの強い興味や順番、位置へのこだわりがあります。たとえば、以下のようなことが見られます。

・物事や人には都合があって、突然、予定が変更になるということに納得できない
・通勤電車では、同じ車両の同じ場所に座れないと気持ちが悪い。そして、電車から降りるときは一番でないと気がすまない
・いったん好きなことをはじめると、明日の予定にかかわりなくやめられなくなる
・白紙の紙を渡されると、どこから文字を書いていいのかがわからない
・たとえやらないと自分にとって不利になることであっても、納得のいかないことはで

きない

・物事には決まったやり方があって、それを少しでもはずれると気に入らない

これが、ローナ・ウィングが提唱した「三つ組の障害」と、診療の中で患者さんからよく聞く行動の特性です。発達障害の「主な三つの特徴」という意味で、**「三主徴」**と呼んでいます。

こうした三主徴があるからといっても、それだけですぐに発達障害という診断がくだるわけではありません。そうした行動特性があることで**自分自身が非常に困っている人**や、先述した医師のように、**はからずも周りを振り回したり、場合によっては迷惑をかけているといった人**が対象となります。

「電車から一番に降りないと気がすまないのだけど、そういう行動は人に迷惑をかけるし、おかしな人だという印象を与えるのでやらないようにしている」というような人も少なくありません。そういう人は、発達障害の特性を持ちながらも、自分の気持ちをコントロールしながら上手に生きています。

三主徴のほかに、受診される人が日常生活の問題点としてよく挙げることに「感覚の偏り」というものがあります。過敏であることも、逆に「過鈍」であることもありますが、ほとんどは過敏性が見られます。普通の人ならいい香りだなと感じる匂いが、いやでいやで学校に行けなくなると言う人もいます。

(4)感覚の偏り（多いのは過敏性）

特有の音、光、色、匂い、模様、味などに対して、視覚、聴覚、嗅覚、触覚、味覚の五感に偏りが見られ、不快な刺激が現れると混乱してパニックを起こすこともあります。

たとえば、以下のような特徴が見られます。

・周りの雑音や他人の会話している声などが、ヘッドホンで聞いているように耳に飛び込んでくるので、目の前の作業に集中できなくなる
・光がまぶしいので仕事中でもサングラスをかけていたいと思う
・特定の花の匂いや、人のつけている香水の匂いを嗅ぐと気分が悪くなる
・服用する薬が効いたり効かなかったりする

自閉症スペクトラムという概念

そもそも「三つ組の障害」という見方は、「自閉症スペクトラム」という考え方から出てきたものです。「自閉症」という言葉は、発達障害という概念よりもずっと以前から浸透しているので、どういう障害であるのか、読者のみなさんもイメージできるのではないでしょうか。知的機能と言語発達に遅れが見られるために、社会性や他者とのコミュニケーションに困難が生じる脳機能障害です。

広汎性発達障害は、先ほど挙げたアスペルガー症候群も含めて、この自閉症と同じ原因や特徴を持つ一連の流れの中にあって連続性を持っていると考えるのが、自閉症スペクトラムの概念です。

45ページの図を参照しながら、ご説明しましょう。

自閉症スペクトラムは、山型のグラフのように表すことができます。縦軸は障害の重さを表しています。上に行くほど障害の度合いが重く、下に向くほど軽くなります。横軸は、知的なレベルを表します。左から右に向かって知的な能力が高くなります。

以前から私たちが知っている狭義の自閉症の概念（カナータイプの自閉症と呼びます）が山の頂点にあって、その障害の程度が軽くなるにしたがって、だんだんと裾野《すその》が広がっていき、軽度の人たちが大勢いて、それが健常者（脳機能に発達上の偏りがないという意味で、「定型発達の人たち」という言い方をします）へとつながっていくというイメージです。

山頂の「狭義の自閉症」から、「小児崩壊性障害」「アスペルガー障害」「特定不能の広汎性発達障害」の間までを「広汎性発達障害」と呼んでいます。「高機能自閉症」は自閉症障害（自閉症）の中で知的遅れのないものを指します。成人の臨床現場でもしばしば診察することがあり、図示しています。また、「小児期崩壊性障害」は、成人を対象とした臨床現場で診察することはありませんが、参考までに図に示しています。

医学的には、「広汎性発達障害」が上位分類、「自閉性障害（自閉症）」「小児崩壊性障害」「アスペルガー障害」「特定不能の広汎性発達障害」などが下位分類となりますが、知的に高く障害の重症度が比較的軽いという方がほとんどである、成人を対象とした臨床の現場では、下位分類によって治療の方法が大きく異なるというわけではないので、

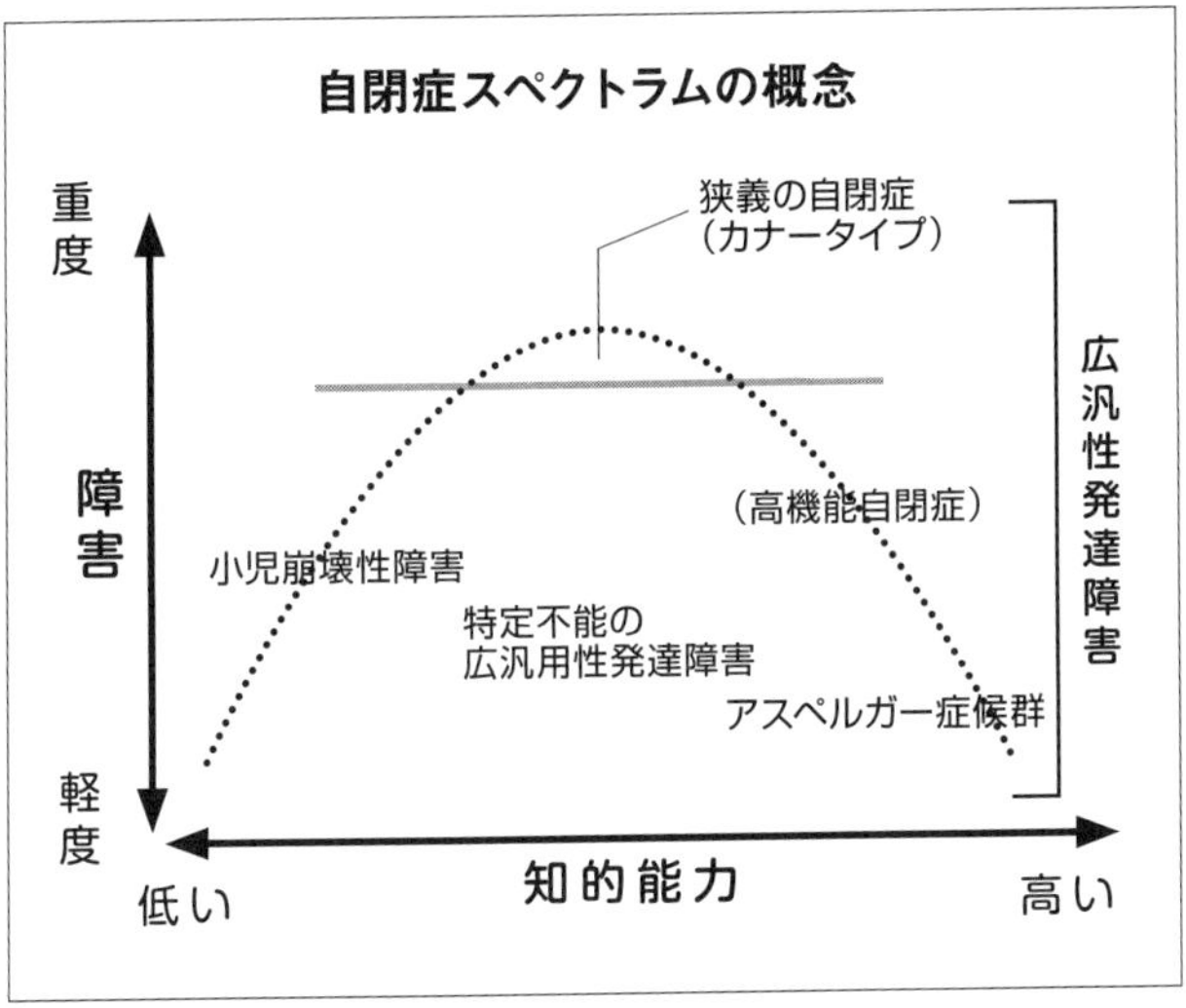
自閉症スペクトラムの概念
重度
障害
軽度
狭義の自閉症
（カナータイプ）
広汎性発達障害
（高機能自閉症）
小児崩壊性障害
特定不能の
広汎用性発達障害
アスペルガー症候群
知的能力
低い
高い

全体を広汎性発達障害として考えます。子どもの頃の生育歴が詳細に確認できないため、「特定不能の広汎性発達障害」と診断される人も少なくありません。

私のクリニックを訪れる人は、この山型のグラフの右下のところに位置する人たちです。知的な遅れがない人で、障害の程度が極端に重いという人はいません。子どもの頃からとても勉強ができて成績もよく、言葉使いも論理的でとても流暢《りゅうちょう》に話されます。子どもの頃に見られた協調性のなさもマイペースな子どもだと評価されて、これだけ頭がいいのだから大人になればそのうち順応していくだろうと行動特性を見過ごされてきたのだと推測されます。

すなわち、自閉症スペクトラムの概念というのは、**三主徴（社会性の障害、コミュニケーションの質的な障害、想像力のズレによる常同反復・こだわり）の程度がすごく軽く知的にも高い人たち、すなわちほとんど健常という人たちから、それが極端に重く、知的にも言葉にも遅れがある人たち、すなわちカナータイプの自閉症の人たちまで、同じ特性を持っていて、ほんとうは連続性がある**ということなのです。

そういう目で見ると、行動の特性は誰にでも当てはまることです。社会性の欠如やコミュニケーションでのズレが生じることは誰でも経験することです。また、相手の考えていることを推し量ったり、場の空気を読むことは誰もが苦手だと感じています。

社会に出ると、そのときどきの自分の置かれている状況や場面によって、要求されることが違ってきます。書店に行けば「話し方」や「マナー」などに関する本が書棚にずらりと並んでいることを見ればわかるように、それだけ誰もがコミュニケーションに苦心しているのです。そうした場面でたまたまつまずいた経験が何度か続いたというだけで、中には診断を求める必要はないのに、受診してくる人もいます。

自閉症スペクトラムという考え方からすると、誰にでもそういう特徴があって、その程度の差が社会生活に支障が出るかどうかというのが問題なので、そういう傾向があることで過剰に不安にならなくてもいいのではないかというのが、最近、診察していて思うことです。

発達障害の歴史

発達障害を説明するときに、「カナータイプ」や「アスペルガー」などの言葉が出てきますが、これはもともと人の名前からきています。病気の発見者という言い方は適当ではないかもしれませんが、そういうような精神や行動の特性を持つ人たちがいることを見出して、人間に対する新しい理解の仕方を示した人たちの名前です。ですから、本書でも、「発達障害という病気」という言葉を使わずに「概念」という言葉を使用しているのです。

発達障害という概念はまだ新しく、国際的に認められるようになったのも「ＩＣＤ―10」や「ＤＳＭ―Ⅳ」が発表された一九九〇年代に入ってからです。人間の精神や行動に対する分析が進んで、新しい概念が提案されるたびに、人間への理解が少しずつ進んでいくということになります。そういう意味では、発達障害はその途上にあるのかもしれません。

自閉症スペクトラムの概念の第一歩を築いた人物が、カナーとアスペルガーという二人の医師です。

「自閉症」という概念を提唱したのは、米国の児童精神科医**レオ・カナー**です。一九四三年に発表した「情動的交流の自閉的障害」という論文で、「聡明な容貌、常同反復行動、高い記憶力」などの特徴を持つ一群の幼児たちを、「自閉症」と名づけました。そのため、先ほどの自閉症スペクトラムの山頂に位置する古い自閉症の概念は、「カナータイプ」や「早期幼児自閉症」と呼ばれています。

カナーが論文を発表した翌年、オーストリアのウィーン大学の小児科医**ハンス・アスペルガー**が、四人の男児が成長するまでの追跡調査をした論文を発表しました。「共感性の欠如、友人関係を築き上げる能力の欠如、一方的な会話、特定の興味に対するこだわり、ぎこちない動作」という特性を持つ子どもたちは、将来その特殊な能力を活かすに違いないという内容でした。アスペルガー自身も孤独な少年で、友だちをつくることができなかったようです。

この二つの論文は、お互いの交流がない中で書かれています。そして、カナーのほうは英語で、アスペルガーのほうはドイツ語でした。第二次大戦中に発表されたという社会背景もあって、戦勝国である英語文化圏で書かれたことで、カナーの論文は多くの人に読まれ、自閉症の概念の元になったといわれています。一方、アスペルガーの論文は敗戦国のドイツ語で書かれたこともあって、当時はほとんど注目されることはありませんでした。

それを一九八一年にイギリスの精神科医**ローナ・ウィング**が発見し、この二つの論文は、知的な面と言葉の面は違うケースがあるが、特性を三つの枠組みで見たら、実はまったく同じなのではないかと考え、それを「スペクトラム（連続体）」という概念でとらえると有用ではないかと主張しました。「アスペルガー症候群——臨床報告」という論文です。アスペルガー症候群という用語を初めて使用した先駆的な内容で、精神医学界に大きな影響を与えました。

ウィングには自閉症の娘がいました。当時イギリスでは、知的障害のある自閉症の子どもたちは福祉的な援助を受けることができましたが、障害の軽い高機能自閉症の子どもたちは対象になっていませんでした。

ウィングの偉大な功績は、スペクトラムという概念を社会に認めさせて、知的には遅れはないけれども行動上で困っている多くの人たちについて、福祉的な援助が受けられるようにしたことです。自閉症の本質は、知的な障害や言語的な障害ではなく、社会性・人間関係の障害であることを提唱し、社会に定着させたことなのです。

ですから、自閉症スペクトラムという概念は、それ以前は、カナータイプの自閉症とは違う問題であると考えられていた、知的に高いアスペルガー症候群や高機能自閉症の人たち、すなわち同じ特性はあるけれどもそれほど強くない人たちにも福祉的な支援が必要なのだという視点から出てきた考え方なのです。

ウィングの功績もあって、イギリスでは、知的レベルの高い広汎性発達障害の人たちにも福祉の手が差し伸べられるようになりました。日本では、発達障害という用語は広く知られるようになりましたが、福祉的な援助という点では遅れています。

発達障害の特性が軽く、日常生活ではほとんど目立たないけれど、実際は仕事をする上や職場の人間関係ですごく困っている人たちは少なくありません。しかし、周りの理解や社会としてサポートするシステムがまったく整っていません。現状は、本人たちの努力に任されており、障害の程度が強くなれば、会社から放り出されてしまうような状況です。自閉症スペクトラムの概念への理解が広がり、特性の程度に応じた幅広い支援システムがもっと日本でも誕生することを期待しています。

一〇〇人に一人が発達障害で困っている

それでは、大人の発達障害で困っている人は日本には何人くらいいるのでしょうか。発達障害の概念が出てきた歴史が浅く、成人の発達障害が知られはじめたのもこの数年のことで、実際に取られた統計数字がないので、次の二つの統計数字から類推するしかありません。

一つは、日本自閉症協会によるものです。「広汎性発達障害」は人口の一パーセント、日本に約一三〇万人いるという数字が出ています。この中には、カナータイプの自閉症、つまり知的な遅れがあって、言葉の遅れもあるという人たちから、アスペルガー症候群、高機能自閉症も含まれています。

もう一つには、二〇〇五年に文部科学省が行った調査があります。「通常学級に在籍していて、知的な遅れがない子どもたちの中で、担任教師が発達障害として特別な配慮があったほうがいいだろうという著しい行動の問題や学習の問題があると考えられる児童の人数は」というアンケートに答えた数字です。それによると「通常学級で学ぶ児童のうち、六・三パーセントが発達障害に該当するのではないか」という結果が出ています。この中には、広汎性発達障害、注意欠陥・多動性障害（ＡＤＨＤ）、学習障害などが含まれています。さらに、「通常学級に学んでいる児童の中に、知的な障害がない広汎性発達障害に該当するだろうといえる児童が〇・八パーセントいる」という結果も出ています。

広汎性発達障害や注意欠陥・多動性障害などは成長するにつれて改善も見られることもあれば、成績がいいことで特性が見過ごされている児童もいるでしょうから、成人となり初めて気づかれる広汎性発達障害は**一〇〇人に一人程度**、ＡＤＨＤを含めた発達障害全体では、**一〇〇人に二〜三人**いるのではないかと考えられています。

そして、診断基準には該当しないけれども、発達障害の特性が見られる人たちは、その数倍はいるのではないかと想像されます。広汎性発達障害は男女の比率でいえば、三

〜四対一で、男性が圧倒的に多いといわれています。男性に多い理由は、今のところ解明されていません。

発達障害は遺伝的な要因が大きい？

では、発達障害の原因は何かと問われれば、現在では、先天的な脳機能障害によるものとされており、多くの遺伝的要因が関係しているのではないかという説が有力です。

ダウン症候群やハンチントン症など遺伝病と呼ばれるもののように遺伝子の位置がはっきりとわかっているというわけではありません。遺伝研究の場合、一卵性双生児のほうが二卵性双生児よりも発病率が高いかどうかで遺伝性があるのかを調べることがありますが、発達障害でくらべた場合は、一卵性双生児は六〇〜七〇パーセントが一致して、二卵性双生児の場合は数パーセントとなっています。一卵性双生児のほうが圧倒的に高いことを考えれば遺伝的な要因は強いと思います。

受診される人の中には、同一家系内に同じような特性を持つ人がかなりの割合でいます。「子どものおかしなところにはまったく気づかなかった。なぜなら自分と一緒だからです」と話される親もいます。

他の精神疾患にもいえることですが、杉山登志郎先生（浜松医科大学児童青年期精神医学講座特任教授）がおっしゃっているように、「糖尿病や高脂血症と同じで、糖尿病にしても後天的なものは食事の節制などの環境的なもので発症しない人もいるし、なりやすさは遺伝するけれども、あるストレス要因にさらされたときに起こってくる多因子疾患」だと考えられます。

ですから、まったく家系にいないのに発症することもあるのです。

〔第3章〕

発達障害の診断はどう行われるか

いま何が一番困っているのか

前章で説明したように、発達障害の概念は広く、それこそほとんど健常な人からカナータイプの自閉症に近い人までいるのですから、診断は慎重に時間をかけてなされなくてはなりません。

私のクリニックでは、三〜四週に一回来院していただき、現在の生活で困っていることや子どもの頃からの発達や成長の経過である生育歴を可能な限り細かく聞き出し、加えて、心理検査（知能検査、人格検査）を行います。診断をくだせるまでに約半年かかります。

まず、現在の生活で困っていることを中心に聞いていきます。その問題として起こっていることが周囲から具体的にどんな言葉で指摘されてきたか、先ほどの三主徴に当てはまっているかどうかを診ていきます。

ここでは、次のようなエピソードが聴取できます。

社会性の障害の特徴的な例

社会性の障害があると、他人とうまくかかわれません。そのため友だちができません。ごく一部の人では、そもそも、友だちを求めないという場合もあります。

二〇代後半で派遣社員をしているある女性は、「友人ができない。自分は発達障害ではないか」と訴えて受診されました。話を聞いていくと、「そもそも私は友人が欲しいとは思わない。子どもの頃から、一人で過ごすほうが楽で、友だちをつくりたいと思ったことはなかった。でも、会社で昼休みに一人で座っているとみんなが話しかけてくる。うまくおしゃべりすることもできないから黙っていると、怪訝《けげん》な顔をされる。何度かそういうことがあると、居づらくなるし私も緊張してしまうから、転職してきた。友人が欲しいわけではないけど、転職を繰り返すとだんだんと条件も悪くなってきているので困っている」という内容でした。

診断を検討する過程で確認した通知表でも**「みんなの輪の中に入って行かないことが心配」**という内容の記載が毎年見られました。こういう方は少なくありません。

また、社会性には一般的な常識を求められる面が含まれます。そのため、社会性の障害があると、「常識がない」ととらえられる振る舞いが出てきます。ある二〇代半ばの会社員の男性は、先輩女性からあるとき急に怒られたと言います。

「この際、はっきり言わせてもらうけど、あなたってとても失礼よ！ どうして職場の後輩にすぎないあなたに、洋服のサイズや値段を答えないといけないの？ 常識で考えたら、わかるでしょう？ しかも、私は何度かやんわりと話題をそらしたでしょう。気づかないの？ 今後、いっさい私の服装に関することは話題にしないでちょうだい！」

その男性からすると、何が失礼に当たるのかわからないと言います。服に興味がある彼は、会社の先輩男性にも同じ質問をしているとのことですが、ほかの先輩は怒らないのに、と首を傾げていました。

いわゆる暗黙のルールとして、同じ話題でも性別によって言ってはいけない事柄もあるのだという説明を聞いて初めて彼は、「そう言われて、やっとわかりました」と納得していました。

コミュニケーションの障害の特徴的な例

ここでのコミュニケーションの障害とは、言葉でのやり取りができないということではありません。成人になって初めて発達障害の行動特性に気づいた人の場合、流暢に言葉をしゃべりますし、ほとんどの方は語彙《ごい》も豊富です。しかし、言葉のやり取りでは、口調や抑揚、文脈に含まれている真に意図するところをくみ取ったり、要旨をつかんだりすることが苦手です。また、非言語的な表情や素振《そぶ》りから相手の言わんとしていることを理解することも苦手です。

四〇代で自営業の男性Cさんは、「なぜだかわからないのですが、話の最後には相手が不愉快そうに席を立って行くことが多い」と困惑しています。本人からすると相手を不愉快にさせる理由には心当たりがありません。そのため、仕事も一緒にしているというCさんの奥さんへ普段の本人の振る舞いをメモしてくれるように伝言しました。

次の診察時にCさんが持参してきた奥さんのメモ書きによると、「とにかく話が長いので、相手を不快にさせるのだと思います。自分が興味を持っている歴史的建造物の話を相手の反応を見ることなく話し続けます。相手がソワソワ落ち着かなくなっても、時計をチラチラ見てもおかまいなしです。そのため、お客様との話し合いなどは私がなるべく同席するようにしていて、私が合図を送るようにしています。悪気はないので、合図を送ると話を終えるのですが、私がいないとダメみたいです」ということでした。

Cさんのように、目の前の話し相手のジェスチャーも、言葉と同じ一つのメッセージだということがわからないのは、発達障害の特性であるコミュニケーションの障害における典型的な例です。

想像力のズレによる常同反復・こだわりの特徴的な例

発達障害の特性には、ここまでに述べた社会性の障害、コミュニケーションの障害、そしてこれから述べる想像力のズレとそれによる常同反復（こだわり）傾向があります。

前述したように、三主徴といわれるこの三つの特性は、それぞれがからみ合いながら発現します。中でも、想像力のズレは他の二つの特性に大きく影響していると思われます。定型発達の人たちは、成長の過程で「こういうことはやっちゃダメ」「そういうことを言ってはいけない」という注意を受けると、「これがダメだということは、どう振る舞えばいいのか」と想像して、社会的に受け入れられる言動を学習していきます。

日本では、「こういうことをやってはいけない」などという言葉によって教育されることがほとんどで、「こういうふうにしなさい」と適応的な言動を教えるような教育法は主流ではありません。想像力のズレの問題がない定型発達の人の場合は、それでも「なぜ叱られたのか」と理由を推測しながら常識を身につけていきますし、また「ああいう言葉は相手を傷つけてしまい、怒らせてしまうのか」というように類推して考えていき、その経験の蓄積と応用で社会性や問題とならないコミュニケーションの能力を獲得していきます。

しかし、想像力に問題がある発達障害の人は、「こうしなさい」と明確に教えてもらえないと、**「なぜ叱られているのかわからないけど、私ばかりが怒られる」**と考えてしまい、中には**「自分はバカだからだ」「自分はダメな人間なのだ」**と、自己否定感ばかりが強まってしまったりして、性格傾向に影響がおよんでしまいます。詳しくは、第7

章の「『性格の偏り』のため、さらに生きづらくなっている人たち」の項で述べることにして、ここでは想像力のズレとそれによる常同反復が実生活ではどのように発現するのか、具体的なケースを紹介しましょう。

二〇代前半の女子大学生Dさんは、「レポートがどうしても締め切りに間に合わない」と悩んでいました。理系の学部に在籍している彼女は、子どもの頃から教科書や参考書を一ページ目から順番に読み進めないと気がすまない傾向があります。そのため、学年が上がるごとに勉強時間は長くなっていきました。また、わからないことがあるととことんまで調べ上げ、決して曖昧《あいまい》なまま妥協《だきょう》することはできないのだと言います。

これまでは、いくら時間がかかっても努力で何とかやってきましたが、大学に入学した後、壁にぶち当たりました。理系のため実験も多いのですが、「レポートはもっと要領よくまとめないと、いくら時間があっても足りないよ」という他の学生や教室の助手からの助言に聞く耳を持ちません。それどころか、実験手順が参考書通りでないと気がすまないため、無駄《むだ》を省いて効率のよい実験手法を検討している助手ともことあるごとに衝突してしまうようです。

Dさんは数週間実験室に泊まり込み、不眠不休で研究を続けた後、「勝手に涙が出てくる。レポートを書きたいのに頭が正常に作動しない」と訴えて受診してきました。うつ症状のため、数週間大学を休むように指示しましたが、「夏休みまでの予定はすべて決まっている」と予定変更は受け入れられないようでした。

その後も休まず大学へ通いましたが、一週間もしないうちに「朝、起き出せなくなった」と訴えます。うつ症状があり、状態が落ち込んできています。再度、休学するよう指示しましたが、「予定を変えると、もっと調子が悪くなる気がする」と言い、結局登校はできないが、休学もしない状況が続きました。

研究室の教授も、「休んでしっかり良くなってからでも学問は逃げない」と心配してアドバイスをしますが、その気遣いはDさんには十分に伝わっていないようでした。頑《かたく》なに「休むと予定が変わる」と言い張っています。幸い、日程的にはすぐに夏休みに突入したため、それからDさんは彼女自身が従前に立てた予定通りの日程で静養して、不眠も涙が勝手に流れ出るという抑うつ気分も改善していきました。

通院中に検討した生育歴から、広汎性発達障害が該当すると判断しました。こだわりと予定変更を嫌う特性は続いていますが、「もううつ病にはなりたくない。予定が遅れる一方だから」と話しています。オーバーワークが要因でうつ病になったDさんは、一定の周期で定期的に休息時間を確保すること、参考書は省略する部分を前もって計画するようにしました。休むこと、やらないことも予定に落とし込むという彼女らしいやり方をきっちり守ることで健康を維持しています。

通知表が教えてくれること

このようにして、三主徴の視点で現在の生活で困っていることを聴取していきます。その上で、次に、現在のエピソードで聞き出した行動特性が、幼少時から持続しているのかを確認します。

発達障害の診断では、それが生まれ持ったものであるかという基準が重要だからです。幼少時の行動の特徴についての確認は、主には母子手帳、小学校の通知表、そして必要があれば両親にも来ていただいて話をうかがうということになります。

受診者が子どもの頃、集団生活の中でどういう振る舞いがあったかを見るのには、母子手帳や通知表が一番参考になります。母子手帳を見ると、一歳六カ月健診、三歳児健診の記録が残っていて、その中に**「言葉の遅れ」**などが指摘されています。

通知表では、まず**「不適応」**の問題があるかを見ます。周りの友だちとうまく付き合えていたのか、イジメなどを受けていなかったのかは、出席の状況を見ればある程度わかります。次は**「成績の偏り」**がないかを見ます。たとえば、体育ができないとか、高学年になって国語だけができない人が多いのが特徴です。

発達障害の特徴として、運動は苦手な人が多いようです。「走るのは遅く、球技などはまったくできなかった。鉄棒や水泳は恐怖を感じた」などと言う人は少なくありません。自転車に乗れるようになるまで人より非常に時間がかかったというエピソードもあります。

国語では、漢字の書き取りなどの記憶力や知識を発揮できる分野では強いのですが、作文が苦手だったと言う人がかなりの割合でいます。作文を書くとき、「朝○時に起きました。○時にバスに乗りました。○○へ行きました。○人で行きました……」と事実だけを述べて、「何が楽しくて、あの子とこういう話をしておもしろかった」という自分の感情を表現するのが苦手なようです。

また、読書感想文も不得手だったようです。自分の気持ちを把握して、表現することがうまくできないのです。「感想を書きなさい」とか「感じたことを書きなさい」という課題になると、頭が真っ白になって一字も言葉が出てこなかったと言います。通知表に、「国語力は基本なので頑張りましょう」などの記述が見られます。

算数や理科、社会のように知識で勝負ができて、正解か不正解かがはっきりとしている科目はいい成績を収めています。特に、記憶力が強いので、社会科年表や歴史などは得意です。書籍やインターネット情報でも、発達障害を持つ人たちは、「子どもの頃、○○博士と呼ばれていた」などという人が多いといわれています。ですが、私の診察した中では、得意ではありますが、そこまで際立った長所として記録に残されている人はそれほど多くはいません。

私のクリニックを受診する人たちは、押しなべて成績は良い、五段階評価による成績のバラつきはそれほどないという印象があります。それでもやはり体育だけは少し評価が低くなっています。通知表には、「理科などで実験などに対する興味・関心が高い。発表する意欲もあります。ただ、発表する主旨がほかの子たちに伝わっていません」「先生が質問すると、すぐに手を挙げて答えてくれるのですが、質問している内容とズレることが多いので残念です」などの記述が見られます。

このように通知表では、成績や出席の状況などの情報も得ますが、私が一番注目するのは**「生活の記録」**です。子どもの頃、学校での振る舞いに目立ったことはなかったか、また集団で友だちとうまく遊べていたかどうかが大事なのです。

「もう少し友だちと一緒になって遊ぶといいですね」「ときとして独善的になるので気をつけていきましょう」などの記録が残っていたりすることがあります。このようなマイペースさ、社会性の障害が記録として残されていると、当時から発達障害の行動特性が目立っていたことになります。教師が通知表にネガティブなことを書くというのは、重要な所見になります。普通はいいところを中心に書くものですから。

子どもの頃の通知表を見ると、現在と同じような傾向が小学校から目立つ程度に存在していたかどうかがわかります。通知表に記録が残っている場合、それは生まれ持った行動特性であることの判断になり、診断の大きな根拠になります。

両親から得られるエピソード

子ども時代の生育状況を知るときに、母子手帳や通知表が残されていなかったり、そこに顕著《けんちょ》な所見が見られなかったりするときは、親から得られる情報が重要になります。しかし、親に来てもらうタイミングを間違えると、親は子どものことで責められると感じることがあるようです。子どもが職場でうまくいかないのは、子育てに問題があったのではないかと自責の念にかられるからです。「私は何も気づきませんでした」と謝りながらおっしゃるので、私のほうが申し訳なく思うこともあります。

以前、発達障害の概念が未熟な時期に、発達障害は養育の問題と関連しているといわれ、「冷蔵庫マザー」という言葉が生まれました。カナーやアスペルガーの論文が発表された一九四〇年代のことですが、一部の専門家たちによって、母親が子どもを冷たく突き放し拒絶したために、母子の間で「適切な愛情の絆《きずな》」が育《はぐく》まれることがなく、そのことが原因で子どもが自閉症になるのだという概念が提唱されたのです。

この「冷蔵庫マザー」説は六〇年代半ばには反論され、否定されたものの、当時、自閉症児を持つ母親たちの多くは自責の念や罪悪感に悩まされました。その影響が現在でも少なからず残っていて、私たちも研修医時代から、両親には子どもの発達障害は親の子育てのせいではないと言いなさいと指導されてきていますし、私もしっかりとそのことを伝えてから話を聞くようにしています。

親から話を聞くときにもう一つ注意するのは、親自身が自分の子どもに対して問題ないと思い込んでいたためにこれまで気づかなかったことが多いので、「いま思うとそうだったかもしれない」などと記憶が書き換えられることがあることです。質問を慎重に選んで、真実を聞き出す工夫が必要です。

親から見ても、子どもの発達障害の特性には気づいていたが、あまり大きな問題として考えなかったという意見は少なくありません。今の学校制度では、発達障害と診断されると、特別支援学級に振り分けられて、知的な障害のある児童と同じ教育を受けることになるので、なるべく通常学級に通わせたいという思いがあるのかもしれません。成績もいいし、担任教師から指摘されることもないので、ことさら問題を大きくしたくないという心情も十分に理解できるところです。

中には、一歳六カ月健診、三歳児健診で「言葉の遅れ」などが指摘されている方もいます。しかし、その後言葉が出てきて、成績は偏りがあるものの、通常学級で問題が起こらなかったために、受診することも特別な支援を要する教育を受けることもなかったとおっしゃる方もいます。

また、親の話の中では、子どものときに人見知りをしなかったというエピソードが語られることがしばしばあります。他人にも人見知りはしないが、親に対しても冷淡だったようです。自分の親という認識はあるのですが、親だから特別な存在という感情が小さいときからあまりなくて、他の人と同じ「大きな人間」という形でとらえているのでしょう。だから、「すごく手がかからなかった」と言う母親は多くいます。他の子どものように、甘えたりすることが少ないからです。

また、一人でいることを好むということも多いようです。マイペースだから、相手が傍《そば》にいることによって、自分の感情や行動が変わることがあまりありません。だから、相手に愛着を持って、たとえば、親の姿が見えないと心細くなって探し回るなどの行動などはあまり見られません。

どのような検査をするか

知的機能の検査は、一般的には特別に発達障害向けの検査キットがあるわけではなくて、本来はＩＱを測る「ＷＡＩＳ《ウェイス》－Ⅲ《スリー》」を用いて能力のバラつきを見ます。アメリカの心理学者デイビィッド・ウェクスラーによって開発された「ウェクスラー式知能検査」です。「言語理解」（言語的な情報を状況に合わせて応用する能力）、「知覚統合」（視覚的な刺激を関連づけてまとめる能力）、「注意記憶」（注意を持続させ聴覚的な情報を記憶する能力）、「処理速度」（視覚的な情報を数多く正確に処理する能力）の四方向から検査して、動作性ＩＱ、言語性ＩＱ、全検査ＩＱをはじめとして、さまざまな指数を測定することができます。

ＩＱは一〇〇を平均とした偏差値で表され、自分が同年齢の人とくらべてどの程度の知能なのかがわかるようになっています。健常（定型発達）の人であれば、たいていはどの数値も平均的になり、項目ごとに有位差が出るまでにはいたらないのですが、発達障害の特性がある人は、どこかにバラつきが発見できます。

性格（人格）検査は、スイスの精神科医ヘルマン・ロールシャッハによって一九二一年に考案された「ロールシャッハ・テスト」を使用しています。被験者にインクのシミを見せ、それから何を想像するかによって人格を分析するものです。

「文章完成法テスト」（SCT《エスシーティー》）という検査もあります。「私のお母さんは……」「私はよく人から……」といった未完成の文章の後半部分を、連想した言葉を記入して完成させるというものです。「（私のお母さんは）よく私に体罰を加えていた」などの記述が見られることがあります。もう一つは「描画法検査」です。被験者に絵を描かせ、そこから被験者の性格や知能、発達の程度などを査定するものです。

なぜ性格検査をやる必要があるのかというと、成人の場合は、発達障害の特性だけではなく、その性格的な要因も社会生活に影響を与えていることがあるからです。受診者が自分の性格傾向を知っておくことは、今後の人生を送る上でも必要なことです。

　また、アスペルガーが四人の男児についての論文を書いたとき、その子どもたちを「自閉的精神病質」と呼びました。「精神病質」とは、今の診断基準でいえば「人格障害」に該当します。もともとアスペルガーは、人格障害の傾向が遺伝的に受け継がれるだろうと想定して書いたようなのです。だから、受診者のエピソードだけを聞いていると、人格障害なのか発達障害なのか、判断しにくいこともあります。その点を見極める上では、どうしても性格検査が必要となります。

広汎性発達障害と注意欠陥・多動性障害の違い

　診断の面から言うと、広汎性発達障害（ＰＤＤ）については、その年齢に応じた社会的役割がはたせているか、コミュニケーションがズレていないかどうかが大人では問題になります。

　この二つの元になっているのが、想像力です。文脈やそのときの状況に応じて、相手の考えや自分に求められていることを想像して振る舞うことができるかということです。

一方、注意欠陥・多動性障害（ＡＤＨＤ）は名称がそのままが症状になっていて、**注意欠如・多動性・衝動性の三つが指摘される問題**です。司馬理英子先生が書かれた書籍でも、「のび太・ジャイアン症候群」と喩《たと》えられて、不注意なのび太の傾向も、衝動性があるジャイアンの傾向も、同じＡＤＨＤの特性だと見なしています。

発症率は、ＰＤＤよりもＡＤＨＤのほうが高く、学童期までの発症率は一～六パーセントといわれています。その診断がつく人がアメリカで多かったので、概念が広がっていくのも早く、アメリカの心理カウンセラー、サリ・ソルデンが書いた書籍『片づけられない女たち』（二〇〇〇年五月にＷＡＶＥ出版より翻訳版刊行）がベストセラーになり、日本でも広く認知されるようになりました。

発達障害を診ていると、ＰＤＤとＡＤＨＤの特徴を併せ持つ人たちがいます。「社会性の障害、コミュニケーションの質的な障害、想像力のズレによる常同反復・こだわり」の三主徴があって、しかも多動傾向があるという場合です。

診断基準の定義では、より広汎に障害が出るほうを診断するとされているので、その場合は、ＰＤＤと診断をくだします。そして、併記することとして、「多動傾向をともなっている」と書きます。

成人になって初めてその傾向に気づくという人は、子どものときは成績が良くて、取り立ててＡＤＨＤを問題にされなかっただけだと思いますが、不注意、多動、衝動性などの傾向は子どもの頃から持続しています。

極端におしゃべりが多い児童や多動がひどい児童の場合は、現在では特別支援学級などで対応することになっていますが、授業中に動き回る程度のことがあっても、一〇歳を過ぎると落ち着いてくる子どもが多いようです。一〇歳で脳の機能が変わるのではないかといわれていて、そのため、自分が動き回るので先生から何度も注意を受けているのだから、自分が動かなければいいんだという具合で抑制が利くようになってきます。

ただ、多動傾向は大人になっても残っていて、**おしゃべり**であるとか、**すぐに他人の話に口を挟む**などの特徴が見られます。**手遊びや貧乏揺すり**があって、話しているときに「あなたはどうも落ち着かないね」と指摘されることもあります。

大人になって問題になるのは、不注意の傾向です。多動や衝動性にしても、**目の前に現れたことに注意が次々と向かってしまう**ために引き起こされているのだとも考えられます。『片づけられない女たち』の中に出てきたように、片づけが苦手であるのも注意がどんどん転動してしまうという点が影響しているのです。

不注意の傾向は、仕事でもミスを生みます。コピーを取ったら原本を機械に忘れてくるとか、印鑑を押すべきところに押し忘れるとか、取引先との打ち合わせの約束を忘れてしまうなど、同じようなミスを何度も繰り返してしまうので、職場での評価は最悪になります。会社から注意を受けても改善がむずかしいので、周囲に指摘されて診断をつけに来られるという人が多いようです。

小学校時代は忘れ物で注意を毎日受けていたとか、親がチェックして補ってくれていたために問題にはならなかったけれど、親からは「いいかげんにしなさい」といつも叱られていたという話をよく聞きます。

ＰＤＤの傾向にもいえることですが、障害の程度で線引きすることになります。誰しも不注意だったり多動傾向があったりするものなので、当てはまる人は多いのですが、生活に支障が出る程度や注意を頻繁に受ける程度が子どもの頃から持続しているかどうかが、診断のポイントになってきます。

〔第4章〕

「行動の偏り」のため、周りからズレてしまう人たち

身だしなみや服装のおかしさを指摘される

発達障害では、第2章で述べた三主徴（社会性の障害、コミュニケーションの質的な障害、想像力のズレによる常同反復・こだわり）がいずれもからみ合いながら、本人の社会生活に支障をおよぼしています。

その中でも、「想像力のズレ」が生きづらさを生み出す大きな原因となっています。**「自分を客観視しづらい、他人の視点を想像して自分を省みることがむずかしい」**という特徴が、社会性、コミュニケーションの問題にもつながっているのだと思います。

受診される人の中で、「本を読んで（インターネットを検索して）自分が発達障害ではないかと思いました」と言う人には、「自分のどんなところが発達障害ではないかと感じたのか」と必ず尋ねます。そうすると、社会性の障害として挙げられている項目の中で、「身だしなみ」の例が自分にとてもよく似ていると言う人が少なくありません。

パートナーや一番身近な人から指摘されるのも、**「身だしなみが変だ」**ということです。

発達障害の人には、身だしなみ、服装、髪型などに非常に無頓着《むとんちゃく》な方が多く見られます。ただ、中にはお洒落にとても気を遣っていて、ファッション雑誌から抜け出てきたかのような装いの人もいますが、多くはありません。

誰でも知っているような大企業に勤めているある男性は、出社する前に髪を梳《と》かすこともなく、シャツを表裏逆に着ていてもまったく気づかないと言います。奥さんがつねづね注意してくれるのですが、なかなか改められないということで相談に来られました。

ネクタイについても、奥さんが指摘しなければ、何日でもずっと同じものを着け続けます。これはこだわりにもつながることだと思うのですが、毎日同じ服装をしている自分を他人がどう見るかという視点がないのです。ネクタイを注意されると、今度はシャツに注意がいかなくなって、ネクタイは替えるけれどもシャツは同じものを毎日着てしまうのです。

奥さんは、身だしなみを整えるのは社会人としての常識の範囲だと考えていますが、服装の間違いを指摘するたびに、「誰かに迷惑をかけているのか」と怒り出す夫とのケンカが絶えないのだと困っていました。

逆に、奥さんのほうが発達障害というご夫婦もいました。ある日、ご主人が早めに仕事が片づいたので、近所のスーパーで食材でも買って帰ろうと立ち寄ったところ、店内で奥さんの姿を見かけました。

買い物カゴを後ろ手に引きずるように持って、猫背でアゴを突き出すように歩いていたそうです。髪はボサボサで、服装はといえば、着古して雑巾のようになった上下ジャージ姿でした。上着のスソやソデはだらりと不恰好に伸びきっています。パンツのお尻と膝の部分は生地がたるんで擦《す》り切れそうになっていました。

あまりにもひどい格好に、「な、なんなんだ、その格好は」とご主人は驚きましたが、そう言われた奥さんは何のことかわからず、ぽかんとしています。あわてて奥さんを連れ帰って、服装のみっともなさを説明しましたが、奥さんは「近所だから、大丈夫だと思っていた」とケロリとしていました。

この奥さんは自分が発達障害であることは自覚していて、ご主人もそのことを理解しており、奥さんの服装や行動につねづねコーチングを与えています。奥さんも努力して、ご主人が帰宅する前に服装を改めたり化粧を整えたりして待機するようにしています。帰宅すれば、お互いに目を見て「ただいま」「お帰りなさい」という挨拶を交わすというルールも実行しています。ただ、一人でいるときに、**「自分を客観視できない」**という特性が現れたようなのです。

視線が合わない

私のクリニックを受診される人の多くは、知的には高く三主徴の程度が軽度で、話しぶりも流暢です。中には、健診記録に言葉の遅れが指摘されている人もいますが、五歳頃までには伸びてきて、言葉の教室などには通っていない人がほとんどです。

前項で取り上げた奥さんも、大学の医・歯・薬系の学部を卒業した後アメリカに留学して、いまは医学関係の専門書の翻訳を仕事にされています。このご夫婦は、パートナー関係をうまく維持していくため、いくつかのルールを決めています。ご主人が帰宅したときに、服装を整えて迎えるというのもその一つです。

ルールを決める前は、ご主人が帰宅したのに、奥さんは無言で仕事机に向かっていたといいます。奥さんにしてみれば、帰宅したのはわかっているのだから、「仕事の区切りのいいところまでやって、あなたを迎えてどこが悪いの」と思っていたようです。しかし、それではご主人の気分が良くないし、「コミュニケーションがうまくいかなくなるから」と話し合って、現在のようなルールができあがりました。朝起きたときや帰宅したときには、「お互いの目を見て挨拶をする」というルールもあります。

発達障害の人たちに比較的よく見られるのは、アイコンタクトの問題です。**「視線を合わせると緊張する」**と言います。緊張すると混乱しやすい、頭の中が真っ白になる感じで相手と話ができなくなるので、**「視線をずらしているほうが楽だ」**と説明します。

逆に、子どもの頃から、視線が合わないことで注意された経緯があるためか、ずっと人の目を凝視される方もいます。適度に視線を合わせたりはずしたりということが自然にできません。そういうところを行動の偏りとして周りの人から指摘され、**「ちょっと変わった人」**として見られる点です。

大学生のE君は、子どもの頃の通知表には「会話がぎこちないのが直るといいでしょう」と書かれていました。同じような所見が小学校、中学校とずっと続きました。

E君は大学に入ったらコミュニケーションの苦手さを克服しようと、いくつものサークルに入って活動しました。そこで、サークルのメンバーや同級生の友だちをつくって、「僕は人とのコミュニケーションが苦手で、子どものときから会話がぎこちないと言われてきたので、それを直したいんだ。僕と話しているときにおかしいと感じたら、どこが変なのかを教えてくれないか」と頼みました。

そこで、初めて「変だった」と気づくことがあったそうです。まず「あなたの視線はどこを見ているかわからない」と指摘されました。「人と話すときは、視線を合わせたほうがいい」と助言されたので、努力して人の目を見て話すようにしました。ところが、今度は「じーっと見つめるのはおかしい」と言われるようになりました。

E君は、どの程度視線を合わせればいいのかがいまの課題だと言っています。「どうすればいいのか」という彼の問いかけに、周りのみんなは「自然に」とか「適度に」とか「相手が嫌がらないくらいに」などと助言してくれますが、発達障害の人は**「曖昧さを嫌う」**という特性を持っています。そのため、そのような表現がすごく苦手で、理解できません。

E君は自分なりにアイコンタクトの法則を見つけ出して、「一〇秒くらい一回合わせて、その後は鼻を見て、その後はおでこを見て」という方法をとっています。数字を使って論理的に考えるのは得意です。それでも、会話の流れによって、視線を合わせたり逸《そ》らしたりすることができないので、友だちからまだ「おかしい」「なんだか不自然」と指摘されています。

相手の表情が読めない

アメリカの心理学者アルバート・メラビアンは、人の好感や反感のメッセージはどのように相手に伝わるのかを研究しています。話し方の本などで「メラビアンの法則」としてしばしば紹介されているものです。

感情や態度について送り手からどちらとでも取れるメッセージを発せられたとき、人はどう受け止めるのかという実験を行なった結果、そのとき人は、相手の言葉よりも、相手の口調や表情、態度に大きな影響を受けるということがわかっています。

話の内容などの言語情報が七パーセント、口調や話の抑揚などの聴覚情報が三八パーセント、相手の服装や態度、表情などの視覚情報が五五パーセントという割合で、メッセージが相手に伝わるのだといわれています。話し方や説得術の書籍で、「話す内容よりも見た目、喋り方のテクニックが大事だ」と教える元となっている法則です。

発達障害の人は、**アイコンタクトを含めたジェスチャーや、顔の表情、声の抑揚を読み取ることが非常に苦手**です。「メラビアンの法則」からいえば、コミュニケーション情報の大半を失っているようなものなのです。

「今日の上司はずっと不機嫌だったね」と同僚たちが話しているのを聞いて、「えっ、不機嫌だったの」と気づくと言う人は少なくありません。「周りの人が気づいている人の感情を自分は気づけていないようなのです。周りの人のうわさ話を耳にして初めてわかるというのは、発達障害の特徴なのですか」と受診されます。

職場では、指示を出さないと仕事をしないという評判が立ったりします。周りが忙しそうにしていたら自分が何か仕事を見つけて手伝うなり、手伝うような素振りを見せて職場に軋轢《あつれき》が生じないようにするということができません。そういうちょっとしたコミュニケーションができないため、仕事の評価が下がって損をしています。

最近では、そういうことが続くと、上司から注意を受けて、「君はアスペルガー症候群じゃないのか」「病院で診てもらってきなさい」と言われて受診してくる人たちが増えてきています。

相手の表情やジェスチャーを理解できないということは、逆にいえば、**自分が相手に与える素振りや態度にも無頓着**だということです。

発達障害の人は、突然、人から「そういう態度は失礼だよ」と指摘されることがよくあると言います。言葉にして出さなくても素振りだけでも相手に何らかの感情を抱かせるということにうとい面があるので、相手が話している最中に、急に足を組んだり頬杖をついたりして、上司に叱られたりお客様を不愉快にさせたりします。

しかし、「不愉快にさせた」と注意されても、最初は何を言われているのかがわからないと言います。その時の状況を後で思い返してみて、よくよく突き詰めていくと、相手に不快感を与えたのが、あのときの自分の素振りだということに気づくのです。

普通の人であれば、自分の行動や態度が相手を不快させたことは、その表情を見ればすぐに気がつきます。相手が顔をしかめたり、目に怒りの色が現れたのをとっさに感知して、行動を改めたり、謝罪の言葉を伝えたりします。

定型発達の人であれば、こうしたコミュニケーションのノウハウを成長とともに自然に身につけて、直感的に行うことができるようになります。しかし、発達障害の人たちは、そうした感受性を持ち合わせて生まれてきていないため、知識として覚えていくしかないのです。相手が目を見開いたのは驚いたときの様子、細めるのは疑問を感じたとき……とマニュアル化して理解していきます。

ですから、幼い子どもの中には、相手が大声を上げているのは楽しいときだと思い込んでいて、隣の子を叩いて、相手が大声を上げるのを聞いて、それが叫び声であるにもかかわらず、ますます叩くのを止めない子もいるそうです。

指示が伝わらない

コミュニケーションにおいて感受性に欠けているといっても、ほかのところでは豊かな感受性や想像力は十分に備わっています。知的に重度の遅れがある自閉症の子どもたちの中には、非常に感受性豊かな絵を描く児童がいますし、授業中にぼんやりしていて注意を受けるような生徒には空想やファンタジーに没頭する傾向が見られます。内面世界には豊かな想像力が備わっているのです。

発達障害の人たちは、**状況や場面において相手の感情や気持ちを推測したり、想像したりするという点が苦手**なのです。だから、通常の人間関係ではハッキリと指摘しないようなことを、そのときの文脈の流れや背景にある意味合いから推し量って理解する能力に欠けています。

たとえば、上司と自分だけが職場にいて、電話がかかってきてずっと呼び出し音が鳴っています。上司が「F君、電話が鳴っているよ」と指を差して言います。ハッキリと指摘しているわけではありませんが、上司にしてみれば「電話を取りなさい」と部下に指示しています。ところが、発達障害の特性のある人は、「ほんとですね。鳴っていますね」で会話が終わります。あとでそのことを具体的に指摘されて、やっと上司の真意を理解することになります。

こういうこともあります。残業してフロアに上司と新入社員の二人が残されました。

上司が「さあ、そろそろ仕事仕舞いにしよう。君、トイレを見てきてくれ」と命じたところ、その新入社員はトイレまで小走りに駆け出して行って、すぐに戻ってきました。「えっ」という怪訝な表情をしている上司に、「見てきました！」と報告したそうです。

上司は、フロアの電源を落として帰るのだから、トイレの中を見て、水が流れっぱなしになっていないか、窓は閉まっているか、忘れ物はないかなどを確認して、問題なければ電源を落としてきてほしいということを頼んだつもりだったのですが、新入社員は言葉どおりに「トイレを見てきた」だけでした。

このように、想像力が欠如しているため、発達障害の人の行動は、周りの人には理解できないようなことがしばしば起こります。

「暗黙の了解」がわからず周りから浮いてしまう

発達障害の人が大人の世界に足を踏み出したときに一番戸惑うのが、「暗黙の了解」や「暗黙のルール」です。会社や組織に入ったら、就業規則などに明文化されていない大人として最低限守らなければならないルールが存在します。

日本でも、私が子どもの頃には、まだ家父長制の名残《なごり》がかすかに生活に残っていました。一家の長である父親は、食卓では必ず上座《かみざ》に座り、父親が食事に箸をつけるまで子どもたちは食べないで待っていたものです。しかし、今の若い人たちは、そういう厳格な雰囲気の家庭で育ってきている人も少ないため、子どもの頃には許されていたことが、大人になって許されないことを知って戸惑うことになります。

大学生のG君は、入学後に運動部に入りました。いわゆる体育会系のノリで、先輩に対しては敬う態度を示すことが不文律となっています。それは飲み会でも同様です。

他の同期生が、予定より早めに入店して上座をあけて注文を行わずに先輩方の到着を待っているのに、遅れてきたG君はつかつかと座敷に上がり込んで、ちょうどトイレに立って席を離れていた一番奥の主将の席にドカッと腰を下ろします。みんなが唖然《あぜん》としていると、「あれ? もう注文してくれたんだ」と、主将の飲みかけだったビールをグビグビと飲み干してしまいました。

当然、先輩たちから厳しく指導を受けますが、その後もG君は、練習前後の用具の準備や片付けも自分の分だけしか行わなかったり、遠征のときに先輩の荷物を一人だけ持たなかったりなどして、部内の**暗黙のルールを察知して行動することができません**。部内で先輩に厳しく指導されることが繰り返されて心身とも疲れきり、G君は受診してきました。

このように発達障害の人は、自分が身を置いている環境における独特の文化を、周りの様子から読み取って振る舞うことができないため、浮いた存在となってしまうのです。

職場の宴会でも、上座には上司が座ります。上座とは床の間のあるほうです。テーブル席では奥の席が上座になります。タクシーに同乗する場合でも、運転手の後ろの席が上座となり、その次が開くドア側の席、下座が運転手の横の席となります。こうしたことは、ビジネスの入門書に図解入りで書かれているので、ぜひ読んで学んでおいてほしいと思います。

予定が急に変更になるとパニックになる

発達障害の人たちは、想像することが苦手なために、**物事や人には都合があって、予定が突然変わることがあるということに納得できません**。決まったことは決まったとおりに進んでいかないと、すごく気持ちが悪くなるのです。

通勤電車では、毎朝同じ車両の同じ座席に座れないと気持ち悪いとか、順位へのこだわりが強い人は一番に車両を出ないと気がすまないと言います。それでも、知的に高い人たちは、そういう振る舞いが他の人から違和感を持たれたり奇異な目で見られたりすることを経験で学んでいるので、そうした行動を抑えることができます。しかし、感情の面では、イライラして気持ちが落ち着かず不快な気分に陥っています。それを知的な面で補って、自分の気持ちを理屈で納得させているのです。

ときには、自分の思い通りにならないことに遭遇して、気持ちを抑えることができずに、感情が爆発してしまうこともあります。頭が混乱し、癇癪《かんしゃく》を起こします。職場で部下にパワーハラスメント的な言動を取ったり、奥さんや子どもたちを突然怒り出して、暴力的な言動に走ったりする人たちです。そこまでいかなくても、「会議のつもりで準備をしてきたのに、その時間が空いてしまった。そういうときに違う仕事をすることができない、気持ちが切り替えられない」と苦しんでいる人は少なくありません。

子どもの場合は、「運動会は雨だから延期」などと言われても理解できず、パニックを起こしてしまいます。パニックが起きたときにどう対処するかを療育の現場で聞くと、パニックを起こすと子どもは泣いたり叫んだりするので、その場から離れて(療育の場では、場所を替えることを「タイムアウト部屋に移す」という表現を使うことがあります)、パニックが収まるまで待つしかないといいます。

大人の場合は、職場にタイムアウト部屋を用意するわけにもいかないので、「刺激を避けて、トイレで少し座ってください」などと勧めています。しかし、タイムアウトの時間がかなり長時間必要なのです。受診者にはその時間を徐々に短くするのを目標としてもらっています。

「朝一番の会議の予定が突然変わって、気分が変わるのに昼食後までかかりました。その間ずっとトイレに行っていました」などと言う人もいますが、それでは仕事にならないので、会社からは**「困った人」**というレッテルを貼られることになります。

ただ、頭が混乱してしまい、感情を表に出して、ひとり言で「なんで、変更になるんだ。どういうことなんだ！」と怒ったように叫んだり、ブツブツとつぶやき続けたりするのにくらべれば、トイレの中で混乱しているほうがはるかにマシです。「パニックになって周りの人に迷惑をかけるくらいなら、トイレに行きましょう」と指導することになります。

このように自分が思っているように現実が進んでいかないとき、頭が混乱するという発達障害の特性は、**「ストレス耐性の低さ」**ということでも説明できます。

発達障害のストレス耐性の低さは、相手からの批判を浴びたときや大声で叱責《しっせき》されたときなどに顕著な反応として現れます。驚愕《きょうがく》反応（すごくびっくりして、恐れおののいてしまい、頭が真っ白になる。パニックになる、混乱する）が起こって、すぐに反応性の抑うつ、不安という状態に陥ることがあります。

子どもでは「タイムスリップ現象」、一般的に知られている言葉では「フラッシュバック現象」といいますが、急に恐い思いをしたり、インパクトのある場面が頭の中に映像として浮かんできて、叫び声を上げたり、恐怖の再体験をすることです。ストレス耐性の低さために、知的に高くても、職場に行こうとしたら怒鳴っている上司の顔がパッと浮かんできて、足がすくんで会社へ行けなくなったと言う人もいます。

うつ病と親和性が高い

こういった発達障害の特性がうつと親和性があるといわれるのは、ともに脳内の神経伝達物質であるセロトニンが低下しているという仮説があるからです。

健康な人がうつ病を発症すると、脳内のセロトニンが低下するため、セロトニンのバランスを整える薬を処方しますが、それに対して、発達障害の特性がある人は、生まれつきセロトニンのバランスが偏っているのではないかといわれています。

発達障害の三主徴の三番目に「想像力のズレによる常同反復・こだわり」という特徴を挙げましたが、発達障害の人には強いこだわりが見られ、それが強迫症状につながることがあります。こだわりの強さにはセロトニンのバランスが影響しているともいわれ、強迫性障害に使われている薬がうつ病に使う薬と同じセロトニンのバランスを整える薬なのです。

そのため、発達障害の人は、うつ症状を発症しやすいといわれています。それが生まれもってのものなのかは不確かですが、生まれもってセロトニンのバランスに偏りがあるだろうと推測されています。うつ病の人には、もともとそういう偏りはありません。

衝動性が見られることも

発達障害の特性のため、職場で不適応を起こして、うつ症状で受診される人も少なくありません。奥さんから「あなたはアスペルガータイプだから受診してきなさい」と言われてやってきたHさんがそうでした。

Hさんは、就職してから五年ほどは猛烈に働いていました。何晩も徹夜することもありましたが、仕事は順調でした。ところが、部下ができて指導しなくてはならない立場になったときに不適応を起こしました。

部下へ適切な指示ができなくて悩むようになったのです。部下ができる前の自分の仕事ぶりを振り返って、他の人がスマートにやっていることを自分は手順が多かったので時間がかかったのかもしれない、実はお客さんに迷惑をかけたこともあったかもしれないと反省するようにもなりました。

うつ症状が発症したのも極端でした。厳しい指導をする先輩について仕事をやっていたとき、その先輩はビタミン剤を飲んでおり、何かあるたびに「オレのこの机にある薬を飲むとおまえもすぐに死ねるから、つらくなったときはこれを飲め」とブラックジョークを言われていました。

しかし、発達障害の特性があるHさんは、それをそのまま素直に受け止めてしまいました。彼はあるときほんとうにつらくなったので、夜中に会社に忍び込んで、その先輩の薬を全部飲んで、死ぬつもりでそこに横たわったと言います。

翌朝、職場で倒れているHさんが発見されました。幸いにも飲んだのは実際はビタミン剤だったので大事にはいたらなかったのですが、彼の行動はあまりにも短絡的、衝動的でした。

普通の人であれば、仕事で悩んだり不調を感じたりしたら、まず人に相談したり病院に行ったりという行動を取ります。発達障害の特性がある人には、昨日までは大丈夫だったのに、今日あることで注意されて「シンドイ、死のう」と衝動的になることが少なくありません。

こういう人の場合は、すぐに環境を変える必要があります。仕事をしていれば、すぐに休職させるしかありません。環境を変えれば職を失うことにもなるかもしれませんが、「生命には替えられないので」と職場の上司や家族には説明します。

ＡＤＨＤの人は不注意から仕事のミスが多い

大人で見られるもう一つの発達障害に、注意欠陥・多動性障害（ＡＤＨＤ）があります。この人たちは社会性に関しては問題がありませんが、仕事に段取りをつけて、計画的に進めるということが苦手です。計画性がまったくないかというとそうではなく、目の前に現れたことに注意が向いてしまうので、多動や衝動性の傾向が現れ、仕事のパフォーマンスが落ちてしまうのです。

ＡＤＨＤの人の中には、子どものときに「聖徳太子じゃないの」と言われた経験を持っている人がいます。目の前で話している相手ばかりか、後ろの席で話している会話にも参加できるくらいに、周りの声が耳に飛び込んでくるからです。

たとえば、仕事をしているときに、電話が鳴って同僚が応対しているとしましょう。その内容について自分がよく知っていると、どうしても口を挟《はさ》んでしまいたくなります。そうすると、今までやっていた仕事から注意が離れて、他の人のことなのに、そちらばかり気になってしまうのです。

また、仕事の途中に「ちょっと、これ、お願いします」などと言われると、そちらに注意が向いてしまって、もともと何をやっていたのか、にわかには思い出せなくなって、自分の仕事の予定がどんどんズレ込んでしまうということになります。

たとえば、表計算ソフトのエクセルを使って書類を提出しなくてはならないときに、プリントアウトするときに数字だけ並んでいて、枠組みを印字する設定を忘れていたなどという単純なミスもあります。上司から注意されて、その場は「わかりました」と気づくのですが、それでも何度も同じミスを繰り返します。書類の日付を変えるのを忘れるといったミスも頻繁に起こします。

コピーをとったら原本を機械に忘れてしまう。印鑑を押すべきところに押さないで提出する。そんな失敗を重ねてしまいます。「コピーをとってきて」とか、「ここに印鑑を押して」と、一つ一つの仕事を別々に頼まれると問題は起きないのですが、「この書類はコピーして、この書類は提出して、この書類には印鑑を押して」などと複数のことを依頼されると、それぞれに小さなミスが出てきて、「なんでこんな簡単なことができないのか！」と怒られることがあるのです。

注意されれば、そのことは理解できるし、自分の頭の中では整理できているのですが、その場になると整理できなくて、何度も同じようなところでミスを繰り返してしまうのです。

メールの返事を書くのがいつも遅れて注意されると言う人もいました。メールに仕事の用件だけしか書かないのはあまりにビジネスライクだから、ひと言気持ちを伝える言葉を付け足しなさいと指摘され、何か付け足したいと思うものの、なんと書いたらいいのかわからなくて考え込むらしいのです。

言葉を付け加えないと「ぶっきらぼう」とか「文面が冷たい」とか、また指摘されるのではないかと思い悩んで、返信がずっと遅れてしまい叱責されることになります。ひと言気の利いた言葉が入っているに越したことはないでしょうが、仕事のメールであれば、用件を早く伝えることのほうが大事であることがわかっていません。

ADHDの人たちはおしゃべりもうまく、人に対する気遣いもできるので、接客業や営業職では抜群の能力を発揮することがある反面、**「注意が散漫」**だったり、**「仕事を先延ばしにしてしまう」**や**「仕事の優先順位がつけられない」**といった特性のため、事務仕事の多い職場ではなかなかうまくいきません。

〔第5章〕

「受け止め方の偏り」のため、生きづらさを感じてしまう人たち

言葉のウラが読めない

この章では、言葉の受け止め方に特性があるために、人とのコミュニケーションがうまくいかない人たちの例を取り上げます。

発達障害の人たちは、人と会話していて、**相手の言ったことを「そのまま信じて」受け取ります**。だから、**「純粋」**だとか**「素直」**だと評価される反面、会話の流れや文脈の意図を理解できないため、相手が本当に言わんとしているところを汲み取ることができません。皮肉や冗談も通じないので**「バカ正直」**だと言われることもあります。

結婚されている二〇代後半のIさんは、「素直でとてもいい」とご主人や周りの人たちから評価されています。しかし、ご主人からはつねづね「言葉のウラを考えて、人から騙《だま》されないようにしなさい」と注意されるのだと言います。Iさんは、言葉にウラがあるというのなら、オモテもあるはずだから、オモテとは何なのかと悩んで受診されました。

ご主人が言うには、Iさんは商品の宣伝文句をそのまま信じて買い物をしてしまうら

が欲しいだけで、あなたのことを心配しているわけじゃないのよ」と教えてくれました。ご主人に話すと、「そういうところが騙されることにつながるから、注意しろ」と言われました。

Ｉさんには学生時代にもそういう経験がありました。女友だち同士で集まって、そこにはいない友だちの悪口を言い合っていました。友だち同士ではよくある雑談の延長のようなものです。彼女もすでに大学生になっていたから、それまでの経験で、そういうことは本人には伝えてはいけないことは学んでいました。

ところが、その雑談の中で「あの人のこういうところにはホントに困っちゃうわ」という言葉に反応してしまいました。それなら何とかしてあげなくてはいけないと思ったのです。純粋といえば純粋です。本人のところに行って、「みんなが困っているから、こういうことはやめて」と伝えたのです。そうしたら、みんなで悪口を言っていたことがバレて、言ったほうからも言われたほうからも責められたと言います。

彼女のようなタイプは、純粋さという長所があるのですが、暗にイヤミを言われたり注意をされたりしても気づかないために、余計に周りを怒らせてしまうということがしばしば起こります。

後になって、両親に相談したり、ご主人に話して解説を加えてもらったりすると、なぜみんなが怒っていたのかという理由がわかります。彼女自身も、そういうことをしなければよかったと後悔するのですが、その次に違うシチュエーションで違う言葉が出てくると、同じように想像力のズレが出てきます。現実の会話の流れの中に入ってしまうとまた間違った対応を引き起こすことがあるのです。

こうした相手の言葉に対する受け止め方の偏りのために起こる支障を、発達障害の人の多くが経験しているのです。

言葉を「文字通り」に理解する

「自分はアスペルガー症候群じゃないかと思う」と言って受診してきた新入社員のJ君がいます。入社早々、所属部署の宴会で大失敗をしたそうです。

宴会がはじまる前、一つ上のX先輩から「Y先輩には気を遣いなさい」とお触れが回ってきました。彼は「気を遣う」という意味がわかりません。どういう対応をすればいいのか、具体的なイメージが浮かんでこないのです。

「気を遣うというのは、どうすればいいのでしょうか」

「そんなこと、いちいち聞くなよ。もう社会人だろ。まあ、とにかく、酒をつがれたら全部飲め！」

宴会に出席していた彼のところへ、要注意人物のY先輩がやってきました。「おまえは、酒は飲めるか」と聞かれたので、「はい」と答えました。

「そうか。じゃあ、挨拶代わりの一杯だ。さあ、飲め」

J君はY先輩から注がれた酒を飲み干しました。「さあ、もう一杯」。そこで彼の記憶はなくなっています。後から聞いた話によると、酒を飲めない体質の彼は、気分が悪くなって、Y先輩をはじめ周りの人たちに大迷惑をかけてしまったそうです。

後日、X先輩から叱責を受けました。「気むずかしい先輩だから、あれだけ気を遣えと言っていたのに、よりによって、酔っ払って大迷惑をかけるとはどういうことだ。酒が飲めないのなら、なぜ先に飲めないと断らなかったんだ」

「『酒が飲めるか』と聞かれたので、僕は『ｃａｎ ｄｒｉｎｋ（飲むことができる）』という解釈をして、飲めるから『飲めます』と言ったのです」

Ｊ君はそう答えて、Ｘ先輩を余計に怒らせてしまったそうです。

発達障害の人からすれば、理路整然と話をしているのでしょうが、周りから見れば屁《へ》理《り》屈《くつ》を言っているようにしか思えず、相手はからかわれたように感じます。

曖昧《あいまい》な言葉が許せない

上司の言葉が納得いかないと訴える人は少なくありません。入社したばかりのＫ君は怒っています。

「今日は、この仕事が終わるまでは残業してくれ。終われば帰っていいよ」と上司が言いました。Ｋ君はそこでパニックに襲われます。発達障害の特徴である言葉の真意を推し量ることができないために、「仕事が終わるとはどういう意味だ？」「この仕事を今日で終わらせる？」「いや、それは無理だ」「となれば、終わるまでとはどういうことだ?」「それは、何時までなんだ!」と頭の中が混乱しはじめます。いつ終えて帰ればいいのかとパニックになりました。

その上司の曖昧な指示にイラ立つのは、以前にもこういうことがあったからです。その日は、自分の仕事が終わったので、さっさと机の上を片付けて帰宅しました。翌日、上司から「周りがあんなに忙しそうにしているのに、なんで先に帰ったんだ! そういうのはよくないぞ」と注意されました。

数日後、帰社時間になっても周りの同僚がまだ机についているので、K君は仕事がなかったのですが、パソコンを眺めながら時間をつぶしていました。そうしたら、今度は逆に、上司から「今日は残業代、つかないぞ」「なんで何もしないでおまえは残っているんだ」と叱られました。

K君からすれば、帰ったら叱られるし残っていたら叱られるしで、どうしていいのかがわかりません。次にそんなことがあったら、上司と納得いくまで対決したいと思っています。

K君の苦労は、**「場の空気が読めない」**ところからきています。会社全体が月末の売上げに向かって山場に差しかかってきている雰囲気、周りの同僚が急ぎの仕事で猫の手も借りたいほどの忙しさであることなどが把握できないのです。

また、K君がこのような怒りや対決姿勢を示すのは、自分の存在を認めてほしいという欲求の裏返しです。性格検査でも「向上心が高い」傾向が出ていました。

K君は周りの人とコミュニケーションがうまくいかないことを実感しています。周りの人たちが自分を否定しているように感じられるとも言います。職場でのコミュニケーションのズレをなんとか克服していきたい、そして、みんなに自分を認めてほしいと強く思っているのです。

言葉の意味を具体的にイメージできない

前項のK君のような人は少なくありません。M君も仕事のときの先輩の指示がどうしても納得いかないと訴えていました。

M君はソフトウェアのメーカーに入社し、最初はプログラミングに間違いがないかを検証するセクションにいました。そのときは仕事のできる人間だという評価を得ていたそうです。彼も第4章に登場した大学生のE君と同じように、自分が子どものときから対人関係に問題を持っているという自覚があったので、三年ほど経ったとき、コミュニケーション能力を高めたいと思い、希望してお客様対応のセクションに異動しました。

最初にまかされたのは、お客様向けに説明書をつくる仕事でした。自分なりに練った文案を提出するのですが、先輩からは「お客様の視点に立ってない」と言われたり、「文章自体の意味がわからない」などと指摘されたりします。

M君としては、自分では納得のいくものをつくっているつもりですから、その先輩に対して、「どこがよくないのか、具体的に説明してください」とか、「お客様の視点といいますが、それは誰に聞いたのですか」とつい口答えをしてしまいます。発達障害の特性として、**細かいところまで一つ一つ確認しないと気がすみません**。そのうち、その先輩も説明するのが面倒になって、最後には「そういうことじゃない！」と全部を否定されてしまいました。

M君としては、先輩の言っていることは理屈が合っていないという不満が残っていますが、職場では、**「話が通じないヤツ」「こだわりの強い人間」**として、孤立を招いてしまっているのです。

受診してくる人たちに、「職場で言われて困る言葉使いにどんなものがありますか」と尋ねると、次のようなものが挙がってきます。

「君には、積極性が足りない」
「職場では、足並みをそろえてほしい」
「この仕事は、適当でいいから」
「急ぎではないから、時間があるときでいいよ」

そもそもは想像力のズレに基づいていることだと思うのですが、「積極性がない」と指摘されても、自分のどういう行動を見て、積極性がないと言われているのか「まったく意味がわかりません」と言います。本人としては「言われたことはやっています」と主張します。

仕事を「適当に」と言われると、どういうふうに仕上げていいのか具体的な形が見えてきません。「時間があるときで」と言われると、その仕事に取りかかっていいものか悪いものか、気になってしまってしょうがないと言います。

学歴も知能も高いのですから、辞書に書かれているような言葉の意味としてはわかっていますが、それが本当に意味しているところがイメージできないのです。また、こうした曖昧な言葉使いには、その職場なりの、その上司なりの「暗黙の了解」という目に見えない世界が広がっています。発達障害のある人に、それを感じ取ってくれというのはむずかしい話です。

発達障害の特性として、優先順位をつけて仕事を進めていくことが苦手です。その上にその仕事を命じる上司の言葉使いが曖昧だと、本人は混乱するばかりです。

指示を出した上司からすると、後回しでよかった仕事を大急ぎで仕上げてきたり、逆に、優先すべき仕事を後回しにしていたりする部下は仕事のできない人間に映ります。しかし、本人からすれば、ハッキリ言ってくれないのでわからなかったと言い訳が成り立つのです。

文脈の意図を読みきれない

発達障害の特性として、相手の意図していることをその文脈から読み取れないというものがあります。上司の言った言葉をその通りに受け止めるので、「だいぶ頑張ったじゃないか」と言われれば、本人は誉められたとほぼ一〇〇パーセント解釈します。周りの人から見れば、イヤミを言われて喜んでいる**奇妙な人**に映ってしまいます。

普通の人であれば、会話の中に「お嬢様育ちだから」とか「お坊ちゃん育ち」といった語句が出てくれば、直感的に「世間知らずだ」とイヤミを言われたことに気づきます。しかし、発達障害の特性のある人は、耳から入る情報を処理するのがむずかしかったり時間がかかったりするので、「お嬢様育ち＝世間知らず」という頭の中の辞書が開かれる前に会話が進んでいき、耳から聞いた語句を**「文字通りに」理解せざるをえない**のかもしれません。

自閉とＡＤＨＤという特性を持ちながら翻訳家として活躍しているニキ・リンコさんは、自分が人と会話しているときの様子を次のように語っています。

「私の問題点の多くは、二つの感覚が同時に使えないことからきているようです。テレビは字幕のほうが楽ですし、人と話すときは、会話に専念しなくてはならないので、自分の感覚や意思は見えなくなり、よく人の言いなりになってしまいます」（『アスペルガー症候群と高機能自閉症の理解とサポート』杉山登志郎編著、学研）

「（人と話をするときは）その場でも自分に向かって言い直して、一歩遅れて理解するようなところがあります。でも、本当に理解できるのは、家に戻ってゆっくりと思い返してからということが多いのです」（「21世紀の自閉症教育の課題――異文化としての自閉症との共生」杉山登志郎、『自閉症スペクトラム研究』創刊号2002）

大学生のN君は、就職の面接でこんな場面にぶち当たりました。

事前に面接の想定問答集などを勉強して、こういうときはこう答えるとしっかりと準備して臨んだのですが、最初の面接で「大学では何をしていましたか」という質問に引っかかってしまいました。

「大学では何を学びましたか」や「大学生活で得た大きな経験には何がありますか」といった質問であれば、面接官を納得させる言葉を用意していたのですが、質問が単純すぎました。「大学では朝起きて、学校に行って講義は○○と○○を取って……」と、発達障害の子どもの作文のように答えてしまって、うまくいかなかったと言っていました。

そこでは失敗したものの、もともと学力は相当に高く、何とか最終の面接までたどり着いたそうです。最後に面接官が「営業はどうかな?」と聞いてきたので、N君は「私の希望は企画部です」と答えました。その後も面接官は何度も「営業はどうかな?」と繰り返し聞いてきました。希望部署はエントリーシートにも書いてあることだし、面接の最初のほうでも確認したはずなのに、N君はなんだかおかしいなと思いつつも、その度に「企画部です」と答えました。

自宅に戻って家族にその話をすると、「営業だったら採用する」ということを暗に伝えていたのではないかと指摘されて、初めて気がつきました。「どうかな?」などの言葉使いには、文脈によってはいろいろな意味が派生してきます。そういう曖昧な言葉使いが理解できないのは、発達障害の人たちの特徴でもあるのです。

経験したことを一般化できない

N君のような人は珍しくありません。診療の中で他者との会話や行動で生じた違和感を聞き出し、そのときどういう理由でズレが生じたのかを指摘して説明すると、しっかりと理解してくれます。

しかし、問題はそのことを**一般化できない**ことなのです。あの会話では相手はこういうことを言おうとしていたのだ、あの場面ではこういう振る舞いが良くなかったのだというのは理解できているのですが、次に同じような状況があったとき、登場人物や場面が違っていたりすると応用が効かないのです。

O君は、周りの同僚とのコミュニケーションがうまくいかなくて、職場を異動することになりました。

「今度の職場では、みんなで足並みをそろえるんだよ。それがキミのよくないところなんだから」

新しい職場の上司から、そう伝えられました。ところが、O君から「はい、わかりました」の返事がありません。というのは、「足並みをそろえる」という言葉が具体的にイメージできなかったからです。返事がなく、戸惑っている様子を見て、上司は、「たとえば、出勤時間もあまり人より早すぎずに、みんなと同じような時間に来るとかだよ」と付け加えました。

そこで、O君は納得してしまうのです。「あー、そうか。僕はけっこう朝早く会社に来るからな」と、直線的に解釈してしまいます。発達障害の人の理解のズレはこういうところに見られます。**「たとえば」で言われたことがすべてとなってしまう**からです。

その後、N君は朝の出社をきっちりとみんなに合わせて実行するようになりました。しかし、N君は注意を受けたにもかかわらず、職場での行動に改善が見られないと評価されてしまったのです。なぜなら、みんなと「足並みをそろえるように」と指摘されたのに、同僚と協調して仕事をやっていこうとする積極的な姿勢が見られないからです。

発達障害の人たちに対する職場での評価として、**「何度同じことを注意しても同じミスを繰り返す」**ということがあります。しかし、本人にとっては、毎回違うシチュエーションなのに、なぜ「同じミス」と言われるのかがわからないということが、知的に高い人でも多く見られます。

これは若い女性の話ですが、「お茶でも飲もう」と言われて、男性の自宅までついて行って、性的なことまで迫られたと言う人がいます。相手の目つきや表情、声のトーンなどを判断できないため、相手の言葉を字面《じづら》通りに聞いて、ほんとうにお茶だけ飲むのだと信じてついて行ってしまったのです。

そういう経験をして以来、彼女の中には男性が「お茶をしよう」と言うときは危険だという固定観念が植えつけられました。いま彼女は、「ゆっくり話をしよう」や「食事でも行きませんか」などといった誘い文句にどう対応していいのかがわからなくなって困っています。人への不信感が強まってきているのだと言います。そういう言葉を聞くだけで、フラッシュバックのようにそのときの恐ろしい場面が現れてくるのです。

理解のズレのため仕事がうまくいかない

発達障害の人で、「仕事ができない」と評価される人には主に二つの特徴があります。

仕事の方向性が違ってしまうことと、**仕事に時間がかかりすぎる**ということです。

前者は、コミュニケーションにおける理解のズレから生じます。上司の指示が曖昧だとその意図を読み取ることができないので、アウトプットにいたるまでに方向性がまったく異なってしまうということが起きます。できあがった仕事を見て、「誰がこんなことをやれと言ったんだ！」と上司から叱責されます。

後者は、発達障害の特徴としてのこだわりが出てくる場合です。すごく細かいところまで一つ一つこだわるので、仕事の出来としてはとてもいいのですが、時間があまりにもかかりすぎることとです。

ある男性は、窓口で書類を処理する係になったときに、その書類に書かれている内容の法的な部分が、どういう経緯でそうなっているのかということにこだわってしまいました。その法的な背景や意味づけを調べることに大半の時間を割いてしまい、彼の知識は増えていったのですが、事務処理件数が少なくなったため、その窓口業務から外されてしまいました。

ランチタイムがつらい

発達障害の人たちは社会性の障害を抱えているので、本人たちは職場では仕事だけではなく、それ以外の時間の付き合いも大変になります。

昼休みなどに同僚と一緒に食事に行くことを慣例としている会社などでは苦労が絶えません。それがイヤでお弁当に替えたら、今度はお弁当を食べている人たちと一緒にお昼を過ごさなくてはならないことになって、「私は昼休みをどう過ごせばいいのでしょうか」と相談に来られた人もいます。

こういう悩みは男性の場合は少なく、性差で求められることが違うのかなとも感じます。一人で食事に行っても男性は支障が出ないけれど、女性だと連れ立って行ったりすることが多いせいでしょう。最近では、女性一人でも定食屋さんやラーメン屋さんに入る人が増えてきて、少しは状況が変わってきているようにも思います。

保険会社で事務系の仕事をしている四〇代のＰ子さんは、食事をしながら雑談するのがとても苦手です。周りの話題に合わせようとすると、食事中ずっと緊張していないといけないので、ぐったりと疲れます。いつ話題を振られて、感想を求められるかわからないからです。せっかくの昼休みなのに、ゆっくりと過ごすことができません。

それで、その日に使えるような話題を用意して、自分から提供することにしました。そうすると予習してきたテーマだけに、ずいぶんと気が楽になるのだと言います。P子さんはその雑談の経験を活かして、これまでやってきた雑談のテーマを大学ノートにまとめています。

春夏秋冬、天気の話、時事ネタ、スポーツの話題、芸能ネタ……などと自分なりにしっかりと分類して整理されています。そのノートを開くと、「春だから花粉症の話題、そして、自分がアレルギーで通院している話」とテーマと話題の流れを決めることができます。

普通の人であれば、思いついたことを気ままに話しているにすぎない雑談なのに、P子さんは時間をかけて整理して、それで対処しているのです。涙ぐましい努力をしている彼女へ賛辞を贈りたくなります。こういう方法は、雑談に困っている人には有効に使えるのではないかと思います。

雑談はバカバカしいと思う

こちらは大学生のQ君の例です。子どものときから人付き合いが苦手で、母親からも事あるたびに「コミュニケーションもとれないくせに」と言われ続けてきました。自分の子どもに対して、そういう非難を繰り返すところを見ると、母親自身も似たような傾向を持っている人のようです。

だから、Q君は自分の発達障害の特性を十分に自覚していて、それを何とか克服したいと思っています。大学では積極的にサークル活動に参加して、自分の欠点を補おうとして必死です。彼のように、自分のできないことにあえて挑戦しようとしている若者たちが最近増えてきています。

Q君が言うには、やはり雑談が一番の苦手です。「バカバカしい」と感じると言います。たわいもない話、アイドルや女の子の話ばかりしていて、どこが楽しいのかが理解できません。

もちろん、周りの人に「バカバカしい」と言ってはいけないことは、これまでの経験で自覚できていいます。だけど、自分から話題を提供することができません。たまに友だちのマネをして、芸能人や女の子の話題を提供してみます。

「昨日、最近の人気アイドルグループが新曲を発表したって、ワイドショーに出ていたよ」

「ニュースで、有名な歌舞伎役者が、六本木の暴走族とケンカしたって言っていたよ」

せっかく話題を提供しているのに話が全然はずみません。自分が好きで話しているわけではないので、テレビや雑誌で見た事実ばかりを言ってしまうからです。

自分の気持ちや感情を表現することが苦手なので、雑談として話そうと考えて話題を持ち出しても、「昨日、○○が○○していた」という事実を伝えているだけになってしまいます。それは誰もがテレビで見たことなので、事実の羅列になっていて、他の人の興味を引きません。

「あの歌舞伎役者、あんなときにああいうように逃げて。あいつ、バカだよな。俺だったら、ああいうことしないよな」の「あいつ、バカだよな。俺だったら、ああいうことしないよな」の部分が欠けているのです。事実があっても、そのことに関する感想がないと、雑談にしても盛り上がらないというわけです。

飲み会に参加するとどっと疲れる

昼休みの雑談であれば、時間も限られているので我慢のしようもあるのでしょうが、会社の飲み会となると、時間もかかるし、お酒が入っているので勢いも違ってきます。

発達障害の人の中には「飲み会は避けて通る」と言う人が少なくありません。

普段の飲み会であれば三回に二回は断ると決めている人がいます。断る理由をあらかじめいくつか用意しておいて、ローテーションを決めて使っています。しかし、忘年会となると断る理由がなくてつらいと言います。日程が前々から決まっているし、出欠を前もって取るところもあります。T子さんは、突発的な出来事が起きて行けないというように装います。

「いま自宅から電話がかかってきて、祖父が倒れて救急車で病院に運ばれました」

この理由では成功しましたが、「いま向かおうとしているところなのですが、電車が止まってしまっていて行けません」と電話したら、「遅れてもいいから来なさい」と言われたそうです。

それでも、社会人としての自覚がありますから、職場での仕事に支障のないように年に二回くらいは会社の飲み会に参加するようにしています。しかし、参加した翌日は、有給休暇を取ります。日程に合わせて、あらかじめ休暇を入れておくのです。

発達障害の特性がある人たちにとって、飲み会に参加するとは、そのくらい疲れるものなのです。もちろん、**ストレス耐性の弱さ**という特性もあるのですが、心身ともにとても影響が出ます。翌朝起きたときに体は動きにくいし、頭も回らないように疲れてしまっているというような言い方をされます。

飲み会は、参加人数が多い上に、お互いの人間関係がより濃密になります。いろんな話題が飛び交う中にあって、そういう特性があるのではないかと思われているので、みんなの話を聞きながらずっと沈黙しているわけにはいきません。「何か言わなきゃ、何か言わなきゃ」と気持ちが急《せ》かされる状態がずっと続いて、人から不自然だと思われているのではないかということをずっと意識してしまうので、疲労困憊《こんぱい》してしまうのです。

周りに理解してもらって、飲み会だけをはずしてもらうということができればいいのでしょうが、現実的にはむずかしいでしょう。社会生活を営む上で、ましてや組織という人間関係の中で仕事をしているのであれば、本人が工夫して周りに歩み寄るという姿勢がないと、現実的ではないだろうなと感じます。

フリートークができない

ランチタイムにみんなと一緒に食事をするのが苦痛だったり、飲み会に出席すると疲れたりといった背景には、**フリートークが苦手**だということがあります。

「あなたはどう思うの？」と聞かれると、頭が混乱すると言う人は少なくありません。自分が考えていることがすぐにはわからないし、その場で何を言うべきなのかが出てきません。

小学校のとき作文や感想文が苦手だったように、**自分の感情を表現したり、考えていることを伝えたりするのが困難**なのです。そして、過去の人生で自分の意見を言ったときに、「それは違うだろう」とか「変わっているね」などと否定されてきた経験があるので、そういう場ではより緊張して口から言葉が出てこないということもあるのです。

しかし、仕事で上司から具体的に指示されたことや、議題に沿って進められる会議であれば十分に対応することができます。感情よりも知識優先のタイプだといえます。

かたい話やむずかしい話は得意です。「最近の中国の経済状況について」とか、「クラウドコンピューティングのメリット・デメリット」などといった具体的な話題を振られると、饒舌《じょうぜつ》に話すことができます。ただ、自分の知識を披露しているのかと思われるほどしゃべりすぎて、理屈っぽくて嫌われることもあります。

三〇代前半のこういう男性がいました。最初の診察で「どのようなことでお困りですか」と聞いたとき、「これ見てもらったほうが早いです」と、職歴の並ぶ履歴書を見せて、「続いてませんでしょう。アスペルガーだと思います」とおっしゃいました。

この彼などは、雑談ができない反面、論理的な会話は得意です。「世間話はできません。興味がありません」と言う一方で、「むずかしい話をして、相手（の知性）を値踏みしています」と言っていました。当然、職場ではすごく偉そうにしていると指摘され、周りの同僚とうまくいかないそうです。

枠がないのが苦手

もう一つ、フリートークが苦手な理由として考えられるのが、枠組みがあるかないかということです。会議のようにテーマが決まっている「枠組みがある話はしやすい」と言います。

これは広汎性発達障害傾向の人にもＡＤＨＤ傾向の人にも見られる特徴ですが、真っ白な紙を渡されて、「メモを取って」と言われると、非常に困ると言います。どこにどう書きはじめていけばいいのかがわからないので、頭の中が混乱するようです。会社の白いメモ用紙に、自分で線を引いて用意しておくと言う人もいました。

「どこからでもいいのですよ」と言うと、「どこからでも」という言葉に混乱してしまいます。「左上から書いてください」と言うと書きはじめることができます。枠がないということが苦手なのです。

これは話についても同様です。「最近、どう？」とか「会社はどうですか？」といったオープンな質問に返答するのがやっぱり苦手なのです。

この章では、言葉の受け止め方にズレが生じるために、周りの人たちから浮いてしまう人たちのエピソードを取り上げてきました。しかし、Iさんも K君、M君も積極的に発達障害の特性による弱点に立ち向かっていこうとしています。P子さんのように、雑談ノートをつけるなどの努力をしている人も少なくありません。

発達障害の人たちがそういう特性を持っていることを理解して、仕事の指示を出すときには曖昧な言葉使いをやめて具体的に伝えるようにするなど、周りの人たちのちょっとした配慮があれば、発達障害の人でも、この社会で大いに能力を発揮できるのではないかと思います。

〔第6章〕

「感覚の偏り」のため、ストレスを感じる人たち

感覚の偏りとは

今まで見てきた「行動」や「受け止め方」の偏りは、発達障害の三主徴（社会性の障害、コミュニケーションの質的な障害、想像力のズレによる常同反復・こだわり）が原因となっています。

その三主徴以外に、診療していて気づくのは、「感覚の偏り」が見られることです。五感にわたっていて、視覚、聴覚、触覚、臭覚、味覚が一般の人にくらべるととても過敏だといえます。少数ですが、逆に「過鈍」の人もいます。

受診される方で多いのは、**光がとてもまぶしく感じる**と言う人です。視覚の偏りです。診察室にサングラスをしたまま入って来られるので、「シンドイですか」と聞くと、「そうなんです。光がつらく感じるんです」と答えます。できるのなら職場でもサングラスをかけていたいくらいだと言います。蛍光灯が切れかかって点滅しているのがすごく苦手で、頭が痛くなると言う人もいます。

聴覚では、周りのざわめきなどがすごく耳障《みみざわ》りな音に聞こえてくると言います。目の前の人の話も、周囲の雑音も同じ刺激となって、耳に飛び込んできます。**ヘッドホンで音楽を聴きながら、目の前の人と話をしている**ようだと言う人もいました。注意や選択性の偏りによる問題です。そんな雑音に囲まれて、目の前の人の話に集中しなくてはいけないので、すごくイライラしてくるということがあるようです。

触覚では、**人に触られるのを極端にイヤがる人**もいれば、**シャワーの水が体に当たっただけで痛がる人**もいます。また、**「セーターのチクチク感がダメ」**とか、**「タオル地でなければ肌が受けつけない」**と言う人もいます。

臭覚については、**人の香水の匂いを嗅ぐと脱力する**とか、**シャンプーの匂いでも脱力する**と言う人がいました。また、普通の人であれば気づかないような匂いに対しても敏感です。**季節ごとの花の匂いに参ってしまう**と言う人は少なくありません。ジンチョウゲやボケなどの季節になると、心身に不調を訴えて受診されます。匂いを嗅ぐと吐き気を催すくらい不快になると言います。

味覚では、触覚の問題もあるかもしれませんが、偏食が多いということにも気づかされます。小学校低学年の頃には、学校給食の献立の中で、**ご飯とマッシュポテト以外は**

食べられなかったと語る人がいました。もともと母親も本人も牛乳と卵にアレルギー体質を持っているということで、食べ物にはとても神経質であったとも言います。

肉や野菜は匂い、サラダは食感、パンは口の乾く感じがそれぞれ苦手で、汁物やカレーは味が薄く感じたということでした。カレーの味を薄く感じるのは、味覚の鈍さといえるかもしれません。

また、この人は全部食べ終わるまで給食を片づけてはいけない教育方針が恐怖で、小学校低学年をほとんど不登校で過ごしたようです。興味深いのは、小学校高学年以降は、ここに挙げた食べ物も、嫌いではあるけれど口にすることはできるようになっていったと言うのです。こうした例を聞くと、生来の特性といっても、年を重ねるごとにゆっくりとでも変化していく面は確実にあると実感します。

これらの感覚の偏りというのはすべての人に同じような偏りがあるというわけではなく、視覚に偏りがある人、聴覚に偏りがある人など、それぞれ人によって異なります。また、ひどく過敏の人もいれば、反対にひどく鈍感な人もいます。

また、感じ方も人それぞれで、私などがほとんど感じないような花の匂いについて、

「最近はずっと気持ちがいい」と言う人もいれば、逆に「最近はすごくつらい」と言う人もいます。

第4章で述べましたが、視線が合わないという特性も、この感覚の偏りに関係しているのかもしれません。「斜め見をする」ということが、カナータイプの自閉症ではよく見られます。

感覚の偏りを研究されている児童精神科の先生から教えてもらったことですが、電車の模型が好きな子どもの中には、電車を真っ直ぐに正面から見るのではなくて、斜めから見て楽しんでいる子がいるそうです。

普通の人から見れば、しっかりと正面から眺めたほうがもっと詳細に楽しめるのではないかと思ってしまうのですが、彼らにしてみれば、視線を正面に合わせないのは、合わせると刺激が強すぎるのだろう。他人から見れば斜め見をしているのだが、本人としてはそれがちょうど良い刺激となって脳に到達しているし、ちゃんと見ていることになっているのだろう。これも感覚の偏りとして理解できるのかもしれないとおっしゃっていました。

寒暖の差がつらく感じる

気温の感じ方にも、偏りが見られます。私が診察を行っている方たちの中では**暑さに弱く、寒さに強い人**が多く見られます。

ある人は、夏になると心身の調子を崩します。本人なりに原因を探っていて、真夏日にひと雨降った後のような高温多湿のときでもあまり汗をかかないと言うのです。その人は、そのために体温がこもってしまい、だるさが続き、精神的にもへとへとに疲れ果ててしまうのではないかと自己分析しています。

逆に寒くなっていくと「とても過ごしやすくなる」そうです。「頭の回転も高速になっているように」感じると言い、診察場面でも明らかににこやかになります。

服装も、雪が降っていても薄着で通しています。ただ、「どこへ出かけても空調がしっかりしていて冬は暖房が効いている。暖房が効いた室内の匂いや、淀《よど》んだ空気が頬にさわる感じがたまらなく気持ち悪い」と、温度覚だけでなく臭覚や触覚の偏りを示唆《しさ》する訴えです。

逆に、「冷気」を嫌って、**真夏に冬物のコートを着込んでいる人**もいます。一般的に女性を中心に多く見られる冷え性と異なるのは、独特の訴えです。指先や足先など末梢部位が冷えるということではないようです。「主に冷房対策です。冷気が肌に直接当たる感覚は背骨に痛みが走ります」と話されていました。

これは感覚の偏りとは少しズレるかもしれませんが、感情の揺れ幅や驚愕反応がとても大きいということも、よく見られます。ある人は、好物のスイカの初物を頬張るだけで、毎年そのおいしさに涙を流すと言います。

また、別の人は診察でない日に偶然、東京駅のホームへと向かうエスカレーターで私とすれ違いました。その際、彼は持っていたバッグをその場に落とし、四、五段足を滑らせて驚きの声を上げました。このように、予期せぬ刺激を受けた際の反応がとても大きく偏っている人も見られます。

シャープペンシルの音に堪えられない

私立学校の教師をしていたRさんは、シャープペンシルの音が原因で、職場を長期休職することになりました。授業中、生徒たちが筆記するときに使うシャープペンシルの芯を出す音がずっと気になってどうしようもなかったと言います。

定型発達の人では、感覚の偏りというのはなかなか想像できないことなのですが、そのシャープペンシルの「シャカ、シャカ」という音は、発達障害で知覚過敏の特性を持つ人にはとても不快な音と聞こえるのです。たとえば、黒板をツメで引っかいたときに出るような「キィー、キィー」といった音だと想像してください。

そんな不快な音が教室のあちらこちらから耳に飛び込んでくるのですから、Rさんは授業ができなくなりました。精神的にもイライラして、普通の自分では考えられないような行動が現れ、生徒に対して意味もなく怒鳴ってしまうことがあったと言います。結局、Rさんはそれが原因で休職に追い込まれ、うつ状態になって私のクリニックを受診されました。

女子大生のSさんは、喫茶店に入った途端に話ができなくなると言います。目の前の人の話よりも、隣の席の話し声、換気扇の音、厨房の音などがいっせいに耳に飛び込んできます。喫茶店の照明が目にチラつき、タバコの匂いが襲ってきて、ウェイトレスの動きが気になって仕方なくなります。相手の話に集中しようと努力しても無理なのです。

「親子でアスペルガー症候群だから言いたいこと」という手記の中で、コアラさん（仮名）は、「雑音としか思えないようなテレビの砂嵐の音がとても魅力的に聞こえていたり、ごくありふれた蛍光灯の光が目に突き刺さる矢のように感じられたり、ある食べ物の匂いが体全体を毒するガスのように襲ってきたり、布地の糸のほつれがまるで剣山を着ているかのようにチクチクとした感触を与えたり（中略）、そんな人がいるなんて、信じられますか！　いや、実際にいるのです。信じてください！」と書いています（『アスペルガー症候群と高機能自閉症の理解とサポート』学研）。

ローナ・ウィングも、三主徴のほかに「その他の症状として感覚の偏り」があると主張していますが、実際に私が診察している中でも、感覚の偏りがある人はかなり目立ちます。感覚の偏りをなんとかして診断基準に組み込めないだろうか、より定量化もできるのではないかと主張している精神科医もいます。

実際、**感覚の偏りで起こる知覚過敏**は我慢のしようがありません。職場でサングラスやヘッドホンを認めてくれれば、発達障害の特性のある人たちもずいぶんと楽になるのですが、現状ではむずかしいようです。

精神科医の神田橋條治《かんだばしじょうじ》先生も、サングラスを認めないのは、身体障害者に杖をつくなと言っているのと一緒だから、認めさせなさいとおっしゃっています。

不眠の傾向がある

知覚過敏の影響もあるのか、**季節によって不眠の傾向が出てくる人**も少なくありません。秋から冬にかけて日照時間が短くなると不眠症状が出てきます。薬を飲むと最初はとても効くのですが、一週間もするとまったく効かなくなってしまうというのが特徴的です。睡眠専門のクリニックに通って、ありとあらゆる薬を処方してもらって試してみたけれど効かないと言う人もいます。

人間の睡眠を司《つかさど》っているのは、脳の松果体《しょうかたい》から分泌されるメラトニンというホルモンですが、発達障害の人では、そのメラトニンが安定して作用しないようです。発達障害の子どもの中には、不眠症に悩まされている子やまったく寝ない子がいるほどなのです。

メラトニンは、アメリカでは栄養補助食品サプリメントとして一般薬局で誰でも入手することができるので、子どもを診ている医師の中には、個人輸入して与えていると言う人もいました。二〇一〇年より、日本でもメラトニン受容体を刺激して不眠の改善をはかる睡眠薬が処方できるようになっています。

薬の効き方にも偏りがある

都立府中病院で精神科ERに勤務していたときも、発達障害の人たちには普通に使っている鎮静薬だと鎮静が得られないという経験をしました。

精神科に救急車で搬送されてきたとき、まずその場で鎮静をしなければなりません。通常では、麻酔の前投薬で使うような睡眠剤を与えると鎮静して眠りますが、発達障害のある人たちは、「脱抑制《だつよくせい》」といって鎮静剤を与えれば与えるだけ覚醒、興奮状態になることがありました。それで、薬の系統を変えたり、前頭葉を抑制するような薬を使ったりしていました。

このことをある研究会で発表したところ、ある小児科の先生もその症例はよくあることで、発達障害の一つの特性だと考えているとおっしゃっていました。

薬がまったく効かない反面、たとえば、うつ症状が出て抗うつ薬を出すと、お年寄りが飲んでも効かないような容量であってもヘロヘロになったり、眠気が強くなったり、吐き気が強く出たりなどの副作用が激しく出るという面もあります。

これも何らかの偏りのためだと考えられます。そのため私は、発達障害の治療では、基本的には投薬はあまりしない方法を選択しています。

〔第7章〕

「性格の偏り」のため、さらに生きづらくなっている人たち

アスペルガー症候群の三つの性格タイプ

ここでは、性格の偏りで生きづらいということについてお話ししていきたいと思います。これは二次的な障害だと考えています。一次的というのは、持って生まれた発達障害の特性です。広汎性発達障害では社会性、コミュニケーション、想像力のズレという三主徴、ＡＤＨＤでは、不注意、衝動性、人によれば多動という傾向があります。

発達障害の概念がまだ広く浸透していなかったときには、それらの特性や傾向は性格のせいではないかと言われてきました。**「変わっている」**とか**「ひどくうるさい」**と評価されたり、みんなと一緒に遊んでいても**「わがまま」**とか**「面白くない」**と非難されたりしました。子どもは感情表現がストレートですから、のけ者にされたり、いじめられたりすることも少なくありません。

周りの人からそういうふうにずっと言われたり、扱われたりしてくることで、性格に偏りが生じてしまうということがあります。私のクリニックで行っている性格検査でもそういった傾向が出ています。

こうした性格の偏りについては、ローナ・ウィングがアスペルガー症候群について言及していることが参考になると思います。ローナ・ウィングはアスペルガー症候群の性格傾向を「積極奇異《きい》型」、「受動型」、「孤立型」と三つに分類して、同じアスペルガー症候群であっても、人当たりについては大きな違いがあると述べているのです。

「積極奇異型」というのは、人付き合いを自分から積極的に求めて動きます。相手に対する関心や興味がとても高いので、納得がいくまで人にあれこれ質問をしたり、根掘り葉掘り相手のことを聞いたりします。

初対面の人やまだ親密ではない人に対して、相手のプライベートな部分に土足で踏み込んでいくようなことはしないのが、社会人としての暗黙の了解です。ところが、このタイプの人は、相手の領域に踏み込みすぎるところがあって、その結果、人からは「変わっている」とか「うるさい」などという評価を受けてしまいます。

その経験から、人に対して否定的で対立的な態度を取るようになっていきます。第5章で紹介したK君やM君にも、そういう症状が見られます。あるいは、本来は積極奇異型であった人も、小さい頃から人間関係でネガティブな評価を受け続けてきたため、人付き合いには興味があっても、あまり自分から求めなくなるといった人も出てきます。

「受動型」は、発達障害の典型的なタイプですが、人付き合いにはもともと積極的ではありません。ただ、求められると穏やかに人と接します。いつもニコニコしておとなしい印象で、周りから浮いているというより、一人でぽつんといて、あまり目立たないというような評価を受けることが多いようです。第1章の「自分の特性を知りたい人」に登場した三〇代前半のAさんのタイプです。

「孤立型」というのは、そもそも人付き合いが苦手で、求められても応じない傾向があります。そのため、周りの人を拒絶しているような印象を持たれますが、ただ本人としては、一人でマイペースに過ごすことを好んでいるだけなのです。

ローナ・ウィングによれば、アスペルガー症候群の性格タイプはこの三タイプに分類できますが、生まれながらに同じような特性を持っていても、養育環境やどういう人と接してきたかによっても、性格の傾向は異なってきます。

たとえば、もともとは積極奇異型であったものが、積極的に人付き合いを求めないけれども、求められたら拒むことはしないという受動型になったり、引きこもりなどの孤立型に変わったりすることもあるのです。

私のクリニックを受診される人の中で、性格の偏りのために生きづらくなっているだろうなと感じるのは、**「否定感があまりにも強くなってきている人」**たちです。その中に**「それでも人とのかかわりを求めている人」**と**「もうかかわりはごめんだと思っている人」**がいます。どちらにしろ、自分の体験をネガティブに蓄積している人たちだと言うことができます。

議論で論破する

発達障害の特性があるために、周りからずっとネガティブな評価ばかり受けてきた人の中には、周囲の人に不信感を募《つの》らせている人や、対人関係にとても敏感になっている人がいます。診療中でも、私の質問に対して、言葉のウラを読もうとして、「やっぱり私っておかしいですか」「何でそんな質問をするんですか」などと、非常に防衛される方が少なくありません。

慢性的に抑うつの状態で、自分で自分のことを**「ポンコツ」**と呼んだり、**「不良品」**と言ったりします。第5章で取り上げたQ君のように、親から「人付き合いもコミュニケーションもろくにできないくせに」と子どものときに言われたりすると、性格に影響をおよぼすことになります。

自分で情報を集めて「アスペルガー症候群じゃないか」と言って受診したT君は、他人からすごく拒否されてきているというイメージを持っていました。先ほどの三つの性格タイプからいうと積極奇異型と思える人ですが、他人から否定されるので、否定されたときに知的な面で防衛すると言います。周りがみんな自分を否定してくるので、それで常に緊張していて、人生は「戦いの場」だと思っています。

職場でも、自分を守るために、上司であろうが同僚であろうが、納得のいかないことがあると徹底的に議論して、論破して、自分の正当性を認めさせようと考えています。しかし、それで周りから浮いてしまうので困っているということでした。

性格検査で「お母さんは……」の「……」以下の部分を完成させる項目には、T君は「(お母さんは)いつも自分に体罰を加えていた」と書いていました。

おそらく発達障害の特性があるために、母親にとっては育てにくい面があったと推測されます。理屈にこだわり、根掘り葉掘り何度も同じことを聞いて、もしくは確認して、本人としては安定を得るのですが、そういうところが育児をする上で困難だったのだと思います。そのため、「何度も同じことを言わせないで！」「言うことを聞きなさい！」というような強圧的な躾《しつけ》になってしまったのかもしれません。

人付き合いはできるだけ避けたい

周囲の人から否定的な言動を浴びせかけられるために、性格タイプとしては、受動型、孤立型に近い形で、人間関係に対して自分から身を引くようになる人がいます。

もともと人付き合いが苦手というのに加えて、本人が普通に振る舞っているのに、自分が何か言うたびに否定される、もしくは非難されるという経験が多くなると、対人的にどう振る舞えばいいのかわからなくなり、緊張感が非常に強くなってしまいます。そうすると、緊張をともなう人間関係をなるべく避けようとします。

これは公立学校の非常勤講師をしているUさんの例ですが、「緊張すると眠くなる」と訴えてきました。授業中も緊張するので居眠りをしてしまうそうで、生徒からもからかわれるようになり、とても苦しんでいました。

緊張すると眠くなるという症状は、子どもの頃からずっと続いていました。夜もしっかり寝ているのですが、授業中やテストのある日には急に眠気が出て、注意を集中することができなかったと言います。

睡眠を専門にしている病院などをいくつか受診したのですが、眠気の原因はつかめませんでした。それでも、以前はリタリン（アンフェタミン＝合成覚醒剤の一種に類似した中枢神経刺激薬。メチルフェニデートを含む医薬品。ナルコレプシーや一八歳未満の注意欠陥・多動性障害患者に対して使われている）を処方されていたので、日中の眠気は覚醒させて、ある程度仕事ができていました。しかし、その薬が不正譲渡や不正販売、依存の問題などの理由で処方できなくなってしまい、非常に困っていました。

このままでは仕事を失いかねないので、なんとか薬を出してもらえないかという相談でしたが、いまリタリンは厚労省の管理も厳密ですから、処方の対象でないと投与することはできません。なんとか注意を維持できるような工夫をしてもらうことしかありません。なかなか具体的な手段が見つかりませんが、身体的な刺激をずっと続ける、とにかく授業中は座らないなどの工夫を取ってもらっていました。

私のクリニックで心理士がUさんの性格検査をしたとき、他人に愛情を覚えたり頼りたいという気持ちが出てきたりすると、それまで拒絶されてきたこともあって、頼りたい気持ちと大きな不安が一緒に出てきてしまうという傾向がありました。個人的な悩みを話せる環境になろうとすると、逆にものすごく不安を感じて、それを否定されるのではないかと思って、心理士との関係を拒《こば》むというようなところが見られました。

ですから、人間関係としては、「ほどほど」か「表面的に」といった関係を好みます。他人を前にすると緊張感が高まって、頭が真っ白になり、急な混乱が現れ、しかも気持ちの切り替えが苦手です。あるとき授業中ずっと頭が真っ白になって授業ができなくなり、他の先生からその理由を問われるとより混乱が強くなって、ずっと固まって何もしゃべれなくなったと言っていました。

自己評価が低くなっているのが問題

いわゆる発達障害がある人たちの性格傾向を考えるときに一番ポイントになるのは、生来の行動特性のために、物心がつく前から否定的な言葉を浴びせられたり態度をとられたりしながら育ってきている人が多いという問題だと私は思います。

そのため自己評価がかなり低くなっており、自責的になって**「どうせ自分なんかポンコツだ」**と訴える場合もあれば、逆に自分を低く評価する他者への攻撃性から**「みんなが私をバカにしている」**と訴えるようになる場合もあります。ベクトルの方向性は異なるものの、その根っこにあるのは低い自己評価です。

自分を認めることができなければ、他者とうまく付き合うことや、適切なコミュニケーションを取ることはとてもむずかしいのではないでしょうか。

低い自己評価が形成されないようにするには、周囲が行動特性を理解して配慮すること、そして自分の長所も含めてきちんと自己理解を深めていくことだと思われます。

〔第8章〕

治療でどういう改善がはかれるか

まずは発達障害を認識する

最近は、自分で発達障害の情報を集めて受診される人も増えてきましたが、「家族に勧められて」「会社からの指示で」と言う人も少なくありません。その中には、自分の特性を認識されていない人がいて、家族が無理やり連れてきたりすると、トラブルになることもあります。

ほかの病気でも同じですが、本人が自分の特性を否認し続けていると、何も変えることができないし、診療自体が成立しません。周りの人のネガティブな評価を相手のせいにしていれば、周囲の人との溝《みぞ》が深まるばかりです。本人にとってはデメリットしかありません。

ですから、何か問題点を指摘されたら、そこで素直に受け止めていただいて、もちろん周囲の人の間違った対応もあるかと思いますが、そういう自分の特性があるのではないかと、まず認識をすることが必要です。

自分が困っている場合、あるいは周囲の人が困っている場合と、状況の違いはあるとは思いますが、発達障害で自分に当てはまりそうなことがあれば、まずは診察を受けて、診察の中で問題点を整理をしていく、出てきた特性はそのままを理解して、まずは自己認識を深めていくのが一番大事なことではないでしょうか。

発達障害という診断がついたことで、安心できたと言う人は少なくありません。周りから言われ続けてきた**「変人」**とか**「おかしな人」**というのは、「自分の性格のためではなく、発達障害の特性があるためだった」とわかると、ずいぶんと肩の荷が降りるものです。自らが発達障害ということを認識できると、次は、そうであればうまくいくように生き方を工夫していきたいと希望を持っていく人がほとんどなのです。

まずは、自分で自分の特性を認識してもらうということが、発達障害とうまく付き合うことにつながると思います。

自分を客観的に整理する

診断を検討する中で、心理検査として、知能検査、性格検査を行います。こうしたツールによる評価で、自分の得意な面、不得意な面、もしくは性格の傾向を客観的に見ることができます。

実際の自分を客観的に整理できると、自己への理解が進みます。検査の所見と生活の中で起こっていることに一致する点が多いので、「これがあるから事務作業が苦手だったんだ」とか、逆に「子どもの頃から歴史に強かったのは、記憶力が高かったからなんだな」といった自己理解ができるようになるのです。

また、視覚的な認識が強いのか、聴覚的な認識が強いのかというところまで指摘できる場合もありますから、仕事の指示は耳で聞く言葉より、メールやメモのような目で見える文章のほうがいいといった現実対応もできるようになります。

自分の特性が整理できることで、それを補ったり、逆に活かしたりする生き方の工夫が見つけやすくなります。それとともに、周りにいる人に可能な範囲で自分の特性を理解してもらって、理解に基づいて支援してもらえるようになります。自分の特性がわからないと、どういう支援を求めればいいのかも見えてきません。そのためにも、自分の特性を理解する、整理することが一番大事なことだと思います。

自分なりの対処法を見つける

第5章の「『受け止め方の偏り』のため、生きづらさを感じてしまう人たち」という項目で、さまざまな事例を挙げてきましたが、やはり診察している中では、コミュニケーションが苦手だという主訴《しゅそ》の人がけっこういます。

そういう場合は、どういう状況でそう感じたのかを話してもらいます。どういう場面で、本人がどう発言し、相手がどういう反応を見せて、結果、どうだったか、ということを具体的に聞くようにしています。記憶力が高い人が多いので、詳細に思い出してくれます。まず、人に話を聞いてもらうことで、ずいぶんと気持ちが穏やかになります。そのとき感じた否定感などは、状況を整理することで薄らいでいきます。

そして、そうしたやり取りを通して、この場合はこういうほうが良かったのではないだろうか、とか、そのときの言葉はこういう意図で話されたのではないだろうか、などと解説を加えることもできます。そうすると、次の場面ではこうしようと希望的に考えられるようになっていきます。

その上で、うまくいかなかったエピソードを具体的な会話のやり取りを含めて書き起こしてもらうようにしています。いくつも書き出すうちに、問題点が整理されるようになります。そこからパターンを見つけ出し、パターン別の対処法を工夫していくことが、実生活の具体的な対応法となります。

第5章の「ランチタイムがつらい」の項目で取り上げたP子さんのノートなどは、非常に有効だと思います。

集団カウンセリング（通院集団精神療法）

一対一の診療をしている中で、「集団が苦手だけど、集団を求めている」というように孤独を訴える方が少なくないことに気がつきました。そこで、「あなたと同じように悩んでいる人と一緒に、同じテーマで話し合う機会があったほうがいいですか」と聞いたところ、賛成の声が数多く上がりました。それではじめたのが「集団カウンセリング」（療法としては「通院集団精神療法」）です。

たとえば、広汎性発達障害の人たち六〜七人が集まって、週一回行っている集団カウンセリングがあります。大半が二〇代後半で、参加者は男性が多い構成です。いずれも会社に勤めているのですが、「もうこのままじゃ続かない」「辞めたい」「気分が落ち込む」「眠れない」などの問題を抱えています。

先述したように、診断の過程で各人は心理検査を受けていて、実際に仕事や生活でどんな点が困っているかということを事前の診療でわかっていますから、その中で一番問題が多いことをテーマとして扱います。たとえば、電話がかかってきたときにとっさに「周りからどんなことを合図としてうながされているのかわからない」とか、「受話器を取ったのだが、返答に窮《きゅう》して、そのまま固まってしまった」などの失敗を繰り返しているため、そのときにどう対応するのがいいのかなどのスキルをトレーニングします。各人が順にロールプレイングするといった形式です。

週に一時間、テーマを決めて、いままでどう対処していたかということを話し合い、そのスキルを身につけるための練習をしようということです。

ソーシャルスキルズトレーニング

最近、成人の発達障害の人を対象として取り組みはじめられたのが、「ソーシャルスキルズトレーニング」（SST）です。「社会生活技能訓練」や「生活技能訓練」などと呼ばれています。

カリフォルニア大学ロサンゼルス校医学部精神科のロバート・リバーマン教授が考案したもので、困難を抱える状況の総体を「ソーシャルスキル」と呼ばれるコミュニケーション技術の側面からとらえ、そのような技術を向上させることによって困難さを解決しようとする技法です。

子どもの発達障害では、療育のプログラムはわりと確立しているのですが、成人の発達障害の場合は、まだ発展途上にあります。私のクリニックでは取り組みはじめたばかりですが、東京・世田谷区の昭和大学附属烏山病院や千代田区の明神下診療所などが先駆的に取り組んでいます。

ソーシャルスキルズトレーニングは、主に心理士や精神保健福祉士、看護師が担当しますが、端的に言うとそういう場を設けて話を聞くだけでもずいぶんと改善がはかれます。発達障害の当事者にとって、自分の特性を理解してもらった上で話ができるというのは、非常に安心できることなのです。

二次障害にはうつ病が多い

私のクリニックを受診される人の半分強は、いまは取り立てて職場でも困っていないけれど、発達障害という診断が当てはまるのではないかと思うので診断をしてほしいという人たちです。残りの半分弱が、職場で困っていて気分も落ち込んでいるという人たちです。

診断目的で受診されている人は、診断がつくと「今日でもうけっこうです。どうもありがとうございました」と言って来院されなくなります。その点はわりとドライな人たちです。中には二次障害と思われる不眠やうつ症状があっても、その説明を聞くと通院をやめられる人もいます。

逆に、他の医療機関にうつ病で通っているのだけど、「自分は発達障害なのではないか」ということで受診される人もいます。

うつ症状は発達障害の二次障害という概念は広がってきているのですが、中には「発達障害の特性があるから、うつの治療は必要ないんだ」というように誤解されている人もいます。それは間違いです。

うつ病の人を診断して、その根底にある問題として発達障害が見つかったとしても、治療は、それぞれ別に行う必要があります。二次障害だから、うつ病とは違う何か特別な治療法があるのだと思われている人もいますが、そうではありません。

二次障害では、やはりうつ症状が一番多く見られます。特徴は、職場で周りの人から否定的に扱われる、そのために仕事がうまくいかないという不適応でうつ症状が出ていることです。その場合は、環境を変えることによってうまくいくことが少なくありません。たとえば、会社を辞めて実家の家業を手伝うようになったら、薬の治療の必要もなくなったという人も多いのです。

そうでない場合は、内服治療をしながら、休職してもらうことを勧めます。休職から戻ることになったら、職場で部署を相談できるのであれば、あまり対人コミュニケーションがないような、たとえば、窓口業務であれば、窓口をはずしてもらうだけでもずいぶんと違ってきます。

職場がどう対応してくれるかは、それぞれの会社によって違いますが、それまでの仕事ぶりは本人の怠け癖や意図して悪気があってやっているのではないということが周囲に理解してもらえるだけでも、仕事環境は断然向上します。

二次障害の原因と改善方法

二次障害について、さらに詳しく整理していきましょう。どのような二次障害が発現するかは人によってさまざまです。具体的にどのような二次障害があるかについては後述したいと思います。

そもそも、なぜ二次障害が起きるのでしょう。発達障害では行動特性といわれる特徴がありますが、それは脳機能の偏りによって起こります。そのため、行動特性を本人はうまくコントロールできません。

しかし、外見からはわからないため、周りから**「なぜこんなこともできないのか」「わざとやっているんじゃないか」「やる気が足りないのではないか」**などと、発達の過程でさまざまな叱責や非難を受けることがとても多いのです。対人関係のトラブルが多く発生して、**「わがままな人」**という評価を受ける場合もあります。

周囲の無理解もあり、自分が周りに認められないため、発達障害のある本人からすると、失敗体験ばかりが幼い頃から積み重なってくることが少なくありません。そのため、自己肯定感は低下して劣等感や無力感を抱くようになります。また、他人から叱られたり否定されたりすることが続くと、疎外《そがい》感や孤独感を感じて対人緊張や不安も強まっていきます。

さらに、脳機能の偏り自体も二次障害の発現に影響していると考えられます。発達障害では中枢神経系の神経伝達物質であるセロトニン、ノルアドレナリン、ドパミンなどを介する神経伝達機構に機能障害があるといわれています。広汎性発達障害ではセロトニン系、ＡＤＨＤではノルアドレナリン系とドパミン系の機能障害があると考えられています。

これらの神経伝達物質は人間の精神活動にかかわる重要な役割を担っています。そのため、生まれつきこれらの神経系に機能障害がある発達障害では、心理的・社会的ストレスを受けると二次障害である精神疾患が現れやすいといえます。

それでは、具体的な二次障害について述べていきましょう。

(1)うつ病

うつ病の症状を改めて説明すると、持続する気分の沈み、これまで好きだった趣味などへも興味・関心がわかず、やっても楽しめない、集中力・注意力が落ちてケアレスミスが増加する、疲れているのに眠れない、とても疲れやすく体の不調も続くといったことが典型的です。

一見きっかけになるような原因がなくても起こりますが、非常に疲れていてもそれを無視して、とにかく無理を重ねて頑張り続けるという、日本人に多く見られる行動様式を取る人に多く発病するといわれています。

発達障害の人は、自分自身の体調や精神状態を把握したり言葉で説明したりすることが苦手です。そのため、たとえ疲労がたまってきても、そういう自分の状態をキャッチして、適切な休息を取り体調を整えるというようなバランスを取ることができません。四〇代の男性会社員Wさんは、一カ月くらい不眠が続き、朝も起き上がることができずに、しばしば遅刻や欠勤を繰り返すようになりました。はうようにしてやっとの思いで出勤しても従来通りに仕事がこなせず、上司や同僚から仕事のミスを指摘されるようになりました。

Wさんは、診察の際に終始ボロボロと涙を流しながら「なぜか涙が止まらないのです。気分が沈んでいるのかどうかは自分ではよくわかりません」と語っていました。仕事が立て込んでいったことと決算時期が重なり不眠不休で頑張ったのだと言います。

どんなに忙しくても本人がこだわる手順を一つ一つ踏んで、しかも細かい部分まで完璧に仕上げないと気がすまない傾向がWさんにはありました。「決して要領は良くない」と自分でも認識しているため、「忙しくなると仕事が終わるまでやり続けるしかないのです」と休みを取らない理由を語っていました。

うつ病と判断し、休職の上で自宅療養を行いながら、抗うつ薬を内服するという治療を行い徐々に改善していきました。

(2)適応障害

適応障害は、その多くの場合うつ病とほとんど同じ症状が現れます。しかし、症状発現にいたった原因は環境変化であることが明らかであり、それを本人も把握しています。

新入社員のＺさんは、Ｗさんと同じように診察時に涙を流していました。彼女は子どもの頃から勉強はできるものの友だちはほとんどおらず、また、一人で過ごすのが好きだったと言います。たまに同級生とおしゃべりをしても、その場の話題についていけず、しゃべるたびになぜか笑われてしまい、「あなた天然ね」と言われてきたそうです。

短大を出て入社し、研修期間を経てひと月前から窓口業務のある部署に配属されました。来客者数が少なく、ゆっくりと接客できるときには大きな問題はないようですが、いちどきに多くの来客があると途端に混乱してしまいます。連絡すべき担当者を間違えたり、一度確認した用件を忘れたりと、次々にミスが重なり、お客様からの苦情も増えました。

幸い上司は新人であることを気遣ってくれて、「まだ慣れてないからしょうがない。ゆっくりと一件ずつ接客してくれればいいから。忙しいときは、他の人が件数をこなすように」と周囲の協力を指示します。しかし、同じ部署の先輩の女性社員たちからは「いいわよね、若いお姫様は。のんびりしてもいいなんて、結構なご身分ね」と嫌味《いやみ》を言われ、挨拶しても無視される状況が続きました。

もともと、人付き合いが苦手であった彼女の孤立感は深まっていきました。昼休みも人目を避けるためトイレにこもるようになっていったと言います。仕事のある日は前夜から緊張でろくに眠れなくなり、朝には頭痛と吐き気、強い不安が続きました。このような経過で受診して来たZさんは、うつ症状を認めており、さらに自分自身で「発達障害ではないかと思う」と語りました。

第一に環境調整が必要であると判断し、まず自宅療養をするように指示しました。うつ病のケースとは違い、薬の処方は行いませんでした。休職に入ったZさんは、一週間もすると改善を訴えるようになりました。復職時には異動できれば良いのですが、彼女は新入社員ということもあり、そういう対応をしてもらうのがむずかしいようです。

Zさんは、「異動が無理なら転職を考えたい。次に仕事を探すときに参考にしたい」と自分が発達障害であるのかどうかを診断してほしいと希望しています。

(3)フラッシュバック症状（PTSD：外傷後ストレス障害）

発達障害の人はストレス耐性が低いことに加えて記憶力が高いことが知られています。そのためか、フラッシュバックが発現することが稀《まれ》ではありません。

診断基準では、ほとんど誰にとっても例外的に強いトラウマ（心的外傷）となる出来事があり、それから六カ月以内に発症するフラッシュバック、悪夢や不眠、自律神経の過覚醒状態（微熱、発汗、動悸）、不安、抑うつなどがあるとPTSDが該当します。

実際の臨床場面では、発達障害の人では、PTSDの診断基準は満たさないものの、フラッシュバックだけが反復して出現する場合が多い印象を受けます。トラウマとなる出来事も、何十年も前の子どもの頃に大声で怒鳴られたことや、級友とケンカして言い争いをしたときのことなどが、急にパッと目の前に浮かぶと言います。

誰にとっても例外的に強いトラウマとなる出来事として、自然災害や人工災害、激しい事故、強姦ほかの犯罪などが、ＰＴＳＤの診断基準では挙げられています。先述したようなトラウマになる出来事からすると、発達障害の人は定型発達の人にくらべて、ストレス耐性が低く脆弱《ぜいじゃく》性を有していることを臨床的に示唆していると考えられます。

（4）社交不安障害

社交不安障害は、比較的少人数の集団で他の人から注目される恐れ（不安）を中核とし、社交場面を避けるようになります。通常、低い自己評価と批判されることに対する恐れと関連し、赤面《せきめん》、手の震え、悪心《おしん》（吐き気）を訴えることもあります。極端な場合は、ほとんど完全に社会的孤立（ひきこもり）になることもある精神疾患です。

こういった典型的な症状だけを見ても、社交場面を避けたり、自己評価が低くて他人から批判される心理的ストレスに対して脆弱性があったりといった、広汎性発達障害の特性と強く関連性があることが推測されます。広汎性発達障害の特性があるために、他人から批判されたり非難されたりする体験が積み重なると、社交場面を避けたり、対人接触時の緊張の高まりから赤面などの身体的変化を発現するようになります。

　また、最近では前述した神経伝達物質の一つであるセロトニン系のバランスが崩れることが社交不安障害の発症に関与しているという説があります。すでに述べたように広汎性発達障害でもセロトニン系の機能障害がいわれているのです。神経レベルでも関連性が示唆されているといえるでしょう。

　臨床場面では、「私は社交不安障害ではないか」という訴えで受診した人の生育歴を確認していくと、実は背景に広汎性発達障害の診断が該当することがあります。また、「他の病院で社交不安障害と診断されたが、それだけではしっくりこない。どうも自分は広汎性発達障害もあるのではないかと思う」と言って受診してくるケースも散見されます。発達障害の知識の広がりとともに、こういうケースが今後ますます増加するのではないかと私は考えています。

(5)その他

　その他にも、パニック障害、強迫性障害、摂食障害、アルコール依存症やいわゆる社会的ひきこもりの状態を呈する人に、生育歴を確認すると発達障害の特性も認められるという人が少なくないといわれています。

職場にどう伝えるか

発達障害という診断をくだした後、それを職場にカミングアウトするかどうかというのは、医師として私も非常に迷うところです。

本人の希望は、「診断がついたのだから、今度は周囲の人たちに理解や配慮をしてほしい」ということになるのですが、実際に、職場に発達障害であることを伝えてほしいと希望する人たちは二割程度しかいません。うつ病などとは違って、職場で発達障害の人にどう対処するかという指針がまだできていないからです。

そこで、職場に発達障害であることを伝えるメリットがあるかどうかを検討する必要があります。大きな企業でさまざまなセクションがあって多くの人員をかかえているのであれば、職種や所属を替えるということが可能ですが、大半の企業では現実的にはむずかしいようです。

発達障害の診断がついたら、会社の担当者から「治す薬はないのですよね」と確認されるだけということもあります。職場環境を変えれば仕事をする能力は十分に備わっていることを伝えても、「わかりました。それを踏まえて検討します」と返答されますが、実際には用意できる部署もなく配慮できる人員もないと説明されて、言わないほうが良かったと思うことも少なくありません。

ですから、本人が会社に告知してほしいと望んでも、それが職場に十分に理解してもらえるのか、会社は具体的な配慮をすることができるのかという状況を改めて確認してからでないと効果的ではありません。

大人の発達障害を診ていてむずかしいと思うのは、周囲に理解を求めて支援をお願いするときです。子どもを診ている医師たちと話していると「周りに理解してもらえばいいじゃないか」とおっしゃるのですが、子どもの周りにいるのは親と教師で、支援するという考えに落とし込みやすいのです。ですが職場の人と話していると「病気なんだったら自分たちの会社では無理です」という話にしかならず、職場で人を育てていこうという視点がほとんど見られないのが残念なところです。

目標のハードルを下げる

発達障害の特性のため職場で困っている人の中には、仕事自体のパフォーマンスが低くなっている人と、仕事自体は戦力となっているが人柄的に周りの人からうとましがられている人がいます。後者は、積極奇異型であれば、「仕事中はちょっと黙っておきましょう」とアドバイスを与えれば、それだけで問題点が軽減されることがあります。

戦力になっていない人、たとえば、締め切りを守るのが苦手だったり、時間を意識するだけで頭が混乱してまとまらなかったりする人たちは、仕事の目標設定をどう下げていくかが課題になります。知能検査の中に事務的な能力を見る項目があるのですが、その項目も低く、職場でも「戦力にならない」と言われている人たちは、今後も同じ職場で正社員としてやっていくのは、実際にむずかしい話になります。

そういう人の場合は、一度、障害者職業センターに行って、よりどんな職種に向いているかというような検査を受けることを勧めています。

目標設定を下げるというのは、障害者手帳を取得して、障害者枠で会社に就労する選択をするということです。文部科学省の見解では、厚生労働省では発達障害を「精神保健及び精神障害者福祉に関する法律（精神保健福祉法）」に規定された障害者向けの障害者手帳、精神障害者保健福祉手帳の対象としては明記していませんが、発達障害は精神障害の範疇《はんちゅう》として扱っているので取得は可能だとしています。

ただ、私の知る範囲では、発達障害だけだと障害者手帳を取りづらいという印象があります。うつ病と書くと取りやすくなります。そこで、うつ病と発達障害を併記して書くことができれば、障害者手帳の取得は可能になります。

その上で、受け入れてくれる職場にうつ病だけでなく発達障害の特性を理解してもらって就労する方法もあります。障害者手帳を取得して就労するときは、精神科医の手を離れて、障害者職業センターが窓口となります。

〔第9章〕

発達障害とうまく付き合うために自分でできること

発達障害は発達して変わっていく

前述したように、私のクリニックでは職場でのトラブルがほとんどないという人が半分以上います。トラブルがほとんどない人がどのように社会生活を送っているかということはとても興味深いことです。どうやら知的に高い人は自分で工夫されて、本人なりのマニュアルがあって、それを適時使いながら、知的な部分で補えているところがあるようです。

そこで、うまくいっている人とうまくいっていない人との差は何だろうなと見てみると、まずは周りの人に理解があることが前提になりますが、本人が認識してどのように工夫しているかということが大きいようです。今後、それを私のクリニックのプログラムに落とし込めたら、私たちも希望を持って診療に当たれるかなと思っています。

神田橋條治先生は、「発達障害は治らないけれど、発達して変わっていくから、悲観するなよ」という主旨のことをおっしゃっていて、実際に診ていると、本人が職場や生活上の工夫するポイントなどを絞って実行していけば、時間とともに混乱もなくなり対処していけるようになります。

生活のリズムを崩さない

発達障害とうまく付き合っていくために、自分でできる生き方のコツとして第一に挙げておきたいのが、生活のリズムを崩さないで毎日を過ごすということです。これを第一に挙げる理由は、社会生活を営む上でもっとも基本となることであり、職種によらず仕事をするためには、それぞれの就業規則に従って毎日出勤しなくてはならないからです。また、発達障害の特性がある人は、**心身の切り替えが苦手**です。仕事をしていれば誰でも頭が覚醒して興奮しますが、それが収まるまでの時間が長くかかると自覚しておく必要があります。

そのため、仕事をはじめたらその仕事だけに向かい続けてしまい、うまく休息を取ることができません。「疲れたら、適当なところで休憩を取ってね」という指示を与えても、実行することはむずかしいので、携帯電話をバイブモードにしてアラームをセットしておき、一定の時間、たとえば一時間経ったら五分休憩を取ると決めておくといいでしょう。

また、発達障害の特性にかかわらず、シフト勤務がある人の場合は、不眠の傾向が発現しやすいといわれています。その上、発達障害の特性があるのであれば、できるだけそういう職種を避けるべきだと思います。残業するにしても、なるべく一定の時間、毎日一時間半から二時間と決めておいて、その中でリズムをつけてやっていくほうがいいでしょう。

また、発達障害の特性のある人は、ある特定の興味あることに没頭してしまう傾向があるので、テレビゲームやインターネットなどに熱中する人が少なくありません。「仕事が終わった後の気分転換です」と言うのですが、それを夜中の二、三時過ぎまで続けてしまいます。生活リズムを崩す原因になり、翌日の仕事に悪影響をおよぼすのは間違いありません。

気持ちの切り替えが困難であれば、就寝時間を決めて、目覚まし時計や携帯電話のアラームを鳴らす、あるいは、同居している人がいれば、就寝時間を教えてもらうなどの工夫が必要です。

受診された人と話していても、不思議とこのことを認識されていない人が多く、「楽しみでやっているんだから、夜中までやってもストレスはないですよ」と言います。しかし、翌朝は起きづらく、遅刻してしまうということになります。生活リズムを守るということは、特性のない人よりしっかりと意識してやったほうがいいと思います。

週末も同じです。週末だからハメをはずしていいと思っていると、その後、生活のリズムが乱れます。一度乱れると、立て直しがむずかしいというのが発達障害の特性なのです。できるだけ生活のリズムを崩さないということが大事です。

リラックス時間をつくる

さらに、すでに述べたように、心身の切り替えが苦手であるため意識してクールダウンする必要があります。生活の中に、リラックスする時間を設けるようにしましょう。

たとえば、以下のような自分の気持ちが安らぐ時間を過ごすことで心身をクールダウンできます。

・自分なりのゆったりできる場所を見つけておく。たとえば、川沿いの散歩道や季節を感じる公園、気持ちが落ち着くアロマを入れたお風呂など
・自分がくつろげる時間をつくる。たとえば、好きなハーブティーを楽しむ時間、好みのCDを聴く時間など
・好きなゲームや読書を楽しむ時間を決めておく。ただし、終了時間のアラームが鳴るまで

自分でできる実践的な対処法

次に、発達障害の行動特性とうまく付き合いながら社会生活を営んで行く上で重要だと考えられることを挙げていきましょう。これは、臨床場面で相談を受けることが多い問題でもあります。また、解決法は私が外来で診療を行っている患者さんに教えてもらったものがほとんどです。実践的な対処法であり参考になるのではないでしょうか。

さらに、自閉症の診断を受けながら社会的に成功しているテンプル・グランディンさん、ショーン・バロンさんの著書『自閉症スペクトラム障害のある人が才能をいかすための人間関係10のルール』（門脇陽子訳、明石書店）に挙げられた「人間関係の暗黙の10のルール」も参考にしています。この本は、何よりも当事者としての視点から書かれている点が貴重です。そして、その行動特性とまさにうまく付き合いながら、社会に順応した生活を送るための重要なヒントを与えてくれています。

職場で気をつけること

まず、社会には「暗黙のルール」というものが存在することを理解して、受け入れることが大事です。

「書いていないことはわからない」「目に見えないものは、存在しない」という特性が発達障害の人にはありますが、大人として生活するためには暗黙のルールの「存在」を受け入れなければなりません。成人となって初めて発達障害の診断がついた場合、ほとんどの人が職場での人間関係につまずき、自らの行動特性の存在を知ることになります。つまずく原因となっているのは、暗黙のルールの存在を知らないか、あるいは、知っていたとしても「重要なものではない」、もしくは「自分は受け入れられない」として無視している場合が非常に多いのです。

しかし、それでは発達障害とうまく付き合いながら社会生活を送っていくことはできません。まず、「暗黙のルール」が存在することを受け入れましょう。その上で、次のようなことに気をつけて徐々に修正していきましょう。

・「暗黙のルール」はその会社で昔から行われている習慣であったり、職場の責任者や上司が特有につくり出したものであったりするが、社内規定に明文化された規則やルールだけで会社は動いていないことを自覚して、学び取るように努力する
・仕事は言われたことをやればいいということではないと自覚しておく。自分の課題をするだけではなく、周りの同僚と問題なく日常を過ごすことがより大切だと知っておく

・命じられた業務はいったんノートに書き出し、まずは優先順位をつけて、それぞれの段取りをシミュレーションして、一つずつ行動に移す

発達障害の特性の一つに、「目に見えるとわかりやすい」ということがあります。反面、頭の中だけで複数のことを同時並行的に処理することは苦手です。そのため、計画は自分の視覚に訴えるために紙に書き出しましょう。その上で、優先順位をつけて、面倒だと思っても必ず数字をふって優先順位を明確にします。それから、順番通りに一つずつ作業を進めるようにすると混乱を防ぎやすくなります。

・作業を進めていく過程でわからないことがあったら、そのノートを見せながら上司に確認するか、気の置けない先輩や同僚に教えを請う姿勢を身につける。困ったことが起きたら、すぐに助けを求める

その際にも、「助けを求めたとしても、相手には相手の都合があり、すぐに応じてもらえない場合も多い」ことを理解しておきましょう。発達障害の特性があると、相手の状況を慮《おもんぱか》ることが苦手です。「想像力のズレ」という行動特性によるものです。しかし、社会人にはこの能力は当然のこととして求められます。

中には、「いつでも助けを求めて、と言われたから質問したのに、応じてもらえなかった」と怒り出したり、「ちょっと待って！　と大声で言われた。やっぱり自分はうとましがられているんだ」と、被害者的になってしまう人もいます。それでは、うまくいきません。「自分の都合で助けを求めても、応じてもらえない事情が相手にも起こりうる」ということを理解しましょう。その上で、へこたれずに何度もアタックすることが必要になるのです。

・人からアドバイスを受けたら、耳を傾け、まずは相手の言葉通りに行動してみる

せっかく助けを求めてアドバイスをもらっても、自分のやり方を修正しないという人も少なくないようです。「こだわり＝常同反復」という特性が影響していると考えられます。

ある人は仕事で混乱してしまい上司に教えを請いましたが、時間が経つうちに落ち着きを取り戻し、改めて考えると、普段自分が行っていることで事足りたため、修正しませんでした。本人にはそういう理由があったのですが、「アドバイスしてくれた上司がいきなり不機嫌になって困った」という訴えがありました。

助けを求められた相手からすると、「教えてほしいというから指導したのに、結局自分のやり方に固執している。失礼ではないか」と気分を害してしまうのです。教えてもらったら、そのやり方で行いましょう。教えてもらったけど、自分のやり方で進めるときには、「先ほどの件ですが、ありがとうございました。せっかくお時間を取って教えていただきましたが、その後改めて考えてみて、別の方法で進めたいと思うのですが」というようにひと声かけましょう。

面倒だと思っても、声をかけることで人間関係は円滑になり、次回に教えを請うときや助けを求めたときにも応じてもらえる期待が高まるのです。これも、マナーすなわち暗黙の了解であるといえます。

・人に何かをお願いするときは、唐突《とうとつ》に用件を切り出さずに、相手の状況をうかがう言葉を添える

さらに、わからないことを聞くときは、聞き方にもマナーがあります。これも暗黙の了解です。それは、お願いごとや質問があるときには、**「おうかがいしたいことがあるのですが、いま、お聞きしてよろしいでしょうか？」「いま、お電話、大丈夫ですか？」**などと、相手の状況を確認して行うことがマナーとして求められます。

「この件についてですが」などと、いきなり本題を切り出すと相手は驚き、場合によっては不愉快な感情をいだきます。発達障害の特性のある人にとっては、そのほうが合理的に感じるようですが、仕事にかかわる人間関係で大事なことは合理性ではなく、社会性を持ってうまくやっていくことです。うまくやっていくために必要な、明文化されていないルールであると考えましょう。

人間関係のルールを守る

「他人とどううまくやっていくか」は、発達障害の特性がある人でもない人でも常に私たちを悩ませるテーマです。普段は仲良くやっていても、ときどきケンカをするということもあり、人間関係はとかく不安定なものです。

「必ずうまくやっていく」ということを考えるよりも、「他人を不快にさせない」というスキルを身につけると考えましょう。以下は、人間関係のルールとして、最低限、守っておきたいことです。

- 人との距離を取るときは、同性では五〇センチ、異性では一メートル以上の距離を持って接する。職場の同僚と相談ごとをする場合で、同性なら三〇センチ、異性であれば五〇センチ
- 同性に対する言動を、そのまま異性との関係に持ち込まない
- 声の大きさを五段階くらいにわけて出せるようにしておいて、相手との距離やその場

の状況によって使いわけられるようにする

・挨拶は自分から、お礼やお詫びはすみやかに伝えると心がけておく

・ある場面での考え方や行動は、人それぞれ違うのだと知っておく。場面と相手によって、選択できる行動の種類は複数あるので、相手の都合に合わせて、選択肢を選び替える柔軟性を持つようにする。すなわち、人間関係は決して自分の思うようにならないということを自覚しておく

感情をコントロールする

人とうまくやっていくためにも、そして自分自身とうまく付き合っていくためにも、感情をコントロールすることが必要です。これも発達障害の有無にかかわらず、私たちすべてが心がけるべきことです。

ただ、発達障害の特性がある人は気持ちの切り替えが不得意であったり、衝動的に感情を表出させたりしてしまう傾向があります。感情をコントロールするとは、自分の気

持ちに気づき、表に出さずに切り替える、もしくは切り替えるように努める作業です。
次のことを心に留めておくとコントロールしやすくなると思います。

・どういうときにどういう感情がわくのか、自分で整理しておく
・不安はなくすことはできないが、少しずつ減らすことはできると自覚しておく

身だしなみを整える

先に紹介したテンプル・グランディンらの本の中で、人間関係の暗黙のルールのうちの一つに、「『とけ込む』とは、おおよそとけ込んでいるように見えること」というものがあります。さらに、その中の重要なポイントとして**「見かけと中身は同じくらい大切」であり「第一印象はいつまでも続く」**という暗黙のルールが挙げられています。

つまり、人間関係は言葉を交わす以前に、外見から評価をくだされるという暗黙のルールがあることを知り、それを受け入れる必要があるのです。具体的には次のようなことを心がけましょう。

- 清潔を保つため、毎日一回顔を洗う、二日に一回は洗髪する、月に一回散髪する、などと決めておく
- ヘアケア、フェイシャルケア、コーディネートの本や雑誌を買って学ぶ
- 最低限必要な洋服セットをあらかじめ用意しておく。フォーマルセットとプライベートセットなど。できれば、会社に勤務する月〜金曜日までのシャツ、スーツ、ネクタイ、ハンカチなどをセットでそろえて買っておくと便利

エチケットを守る

その他、エチケットやマナーに関することでは、以下のように食事、時間管理、携帯電話の使用など場に合わせた声の大きさなどで、周囲から注意を受けることが少なくないようです。注意点を列挙します。

〈食事〉
・みんなで食事するときは、口を閉じて食べる
・大皿料理はみんなに行き渡ることを計算して、その分量だけ食べる
・食べる速度は周りの人に合わせる
・アルコールは飲む目安を決めておく
〈時間〉
・約束の時間は守る。しかし、相手が守れなくてもすぐに怒らない
・仕事に支障のない場合は許す、得意先やお客様には許す、などと決めておく
・決められた予定でも、その日になって突然変更があることを自覚しておく
〈電話のマナー〉
・仕事中や周りに人が多くいる部屋で、電話に出た場合は大声ではしゃべらない
・仕事中や会議中、打ち合わせ中は、携帯電話をマナーモードに設定しておく

発達障害と職業

発達障害に関して書かれている書籍やインターネット情報を見ると、発達障害に適した仕事として、「専門的な知識が活かされる仕事……金融アナリスト、研究者や学者など」とか、向かない仕事として、「高度な協調性や対人スキルが要求される接客関係の仕事」などと書かれていることがあります。

しかし、私がこれまで診療に携《たずさ》わってきた経験から述べると、同じ職種や仕事であっても、職場の環境とそれぞれ個人の相性が、就労を継続できるかどうかに大きく影響しているように思えて仕方ありません。ですから、発達障害の人には、この職業が向くとか、これはダメだということを一概にいうことはできません。

ただ、発達障害で受診された人たちを見ていると、その選んでいる職種や業務内容によって、仕事に支障が出るのか出ないのかが決まってくるようなところはあります。

やはりコミュニケーションが苦手ということがあるので、対人接触が少ない職場や職種ほど比較的安定して仕事を続けることができます。比較的ルーティン化された仕事のほうが向いています。反対に、突発的にその場で判断を問われるような仕事は苦手です。

公務員で給食センターに勤めているという人がいました。調理などは困難なのではないかと思ったのですが、給食センターだと献立がだいたい決まっているし、何種類かの調理方法を覚えてしまえばいいので、そこでは一〇年くらいうまくいっていました。

しかし、窓口対応のある業務に配置換えになってから、問題が起きました。最初はルーティンワークをこなし、本人なりのマニュアルに従って対応していけば大丈夫だろうと思っていたものの、来客者が増えてさまざまな要望が持ち込まれてくると急に混乱気味になるため、決まった時間の中で優先順位をつけたり、うまく相手の顔色もうかがったりしながらやることができなくなりました。頭が混乱するだけで仕事に対応することができないので、苦情が増えて、苦情が増えるとまた頭がフリーズしてうまくいかなくなったと言います。

逆に、メーカーの営業部の社員で仕事がうまくいかないと受診された方は、幸いにも大きな会社に所属していたので、倉庫の物品管理に異動させてもらったところ、問題が解決しました。もちろん、物品管理でトラブルが出たときに、やはり混乱は起きるのですが、その頻度がかなり少ないので、ほとんど問題にならずに勤務が継続できています。

介護の仕事に就いている女性は、すごく優しくて、お年寄りに人気があるのですが、担当のお年寄りの体調が急変したときなど、現場での急を要する判断が下せなくて続けることができなくなりました。

発達障害の特性があっても、環境が偶然に恵まれて知的なところだけを活かせたり、単純作業を嫌がらないところを活かせたりすれば、仕事でも十分に成功することができます。

世界的に有名なソフト会社の創設者のようにコンピュータのプログラムを開発する仕事などは適職なのかもしれません。図書館の司書なども、発達障害の長所が活かせるでしょう。また、何らかの生産ラインの単純作業をずっと続けるような仕事などでも、その粘り強さを発揮することができます。農業に従事して、自分なりのこだわりの作物をつくるような才能にも恵まれているのではないかと思います。

ＡＤＨＤの場合は、ケアレスミスが問題になるような医療職や細かい数字の計算をする経理職などはむずかしいでしょうが、おしゃべりやよく気がつくという傾向があり動いているほうが気持ちが落ち着くと言われるので、接客業などの立ち仕事のほうが向いているのではないでしょうか。

発達障害といっても、特性の現れ方も、能力も個性もそれぞれ個人によって大きな差があります。自分の適職を探そうとするのであれば、障害者職業センターなどでは支援も行っているので、そういったところへ出かけて、自分の能力を見極めるのが、最適な方法だといえます。

社会とつながってサポートを受ける

発達障害の生きづらさを感じているのであれば、まずは医療機関で診断と治療を受けることが大事ですが、支援を受けられるのは医療機関だけではありません。さまざまな支援機関がありますので、適切なサポートを受けるには、機関ごとの役割に合わせて相談することが必要です。

現在の職場で仕事を継続して行く上での相談や就労支援などは、障害者職業センターで相談するのが適切です。

その他の発達障害に関する相談で、初めてでどこが適切な相談先なのかわからないときには発達障害者支援センターを利用するとよいでしょう。

精神障害者保健福祉手帳を取得することで、制度の範囲内でさまざまな福祉サービスを受けることが期待できます。精神障害者保健福祉手帳に関しては、窓口が現在の住民票のある役所になります。まずは役所の担当窓口へ相談し、具体的に精神障害者保健福祉手帳の利用により受けることができる具体的なサービスについて確認してみてはどうでしょうか。

〔第10章〕

周りの人たちがサポートできること

特性により本人も困っていることを理解する

発達障害の当事者の周りにいる人ができることとして、一番大切だと私が思うのは「特性で本人自身が困っている」ということを理解することだと思います。

当事者が診察で、「なぜ、こんなこともできないんだ？　と言われることがよくある。でも、それを一番知りたいのは自分自身なんです」と訴えることがあります。本人もその周囲にいる人も、定型発達の人が簡単にできることが、発達障害の人の場合は、その行動特性のためにできないということでとても困惑しているのです。

まず、周りにいる人たちは、当事者本人が一番悩んでいるのだということを覚えておいてほしいのです。

その上で、周囲の人たちは当事者と対応するとき、以下の五つの視点を持って接するようにしてもらうと、お互いの関係も改善がはかられるように思います。

①発達障害には、三つ組の障害（社会性の障害、コミュニケーションの質的な障害、想

像力のズレによる常同反復・こだわり）があることを理解する
②苦手なことがあっても、当事者の責任ではないことを前提に考える
③長所を見つける。三主徴のために起こる苦手な面を過度に非難しない
④当事者も自分の問題点をしっかりと認識する
⑤その上で、問題点に関する具体的な対応法を話し合って一つ一つ決めていく

可能な範囲で手助けする

発達障害に限らず困っている人を見たときに、私たちの多くは「何か手伝えることはないだろうか」と感じるのではないでしょうか。そう感じた人は、自分に無理がかからない程度で手助けする方法を考えたり、どういうサポートが必要なのかを当事者と相談するのがいいでしょう。

一方、困っている人を見ても「助けたい」という気持ちにならないという人も、少数かもしれませんが、確実にいることでしょう。そういう場合には、発達障害の人を非難

したり差別的なことをしたり、人格までも否定するような言葉を投げつけたりしないようにしていただきたいと思います。

発達障害の当事者は、その行動特性のために不得意なことを多く抱えています。しかし、うまく振る舞えないということと、本人の人格とはまったくの別問題です。「こんなこともできないなんて、何てダメなやつなんだ」とか「君のような人間は、全然役に立たない」などというように、当事者自身を否定するような言動はしないでください。

そういう心ない言葉のために、傷ついて深く悩んでいる人が実に多くいます。そんな傷ついた人を増やさない、ということが誰にでも実行可能な手助けであると、私は考えます。

叱ることで変化しないことを理解する

発達障害の特性があることは理解していても、家庭生活や仕事において、どうしても注意しなくてはならないと思うこともあるでしょう。これ自体は、発達障害の有無とは無関係です。当然ですが定型発達の人でも、注意を受けるべき状況は起こります。何も、発達障害の人だから注意をしてはいけないということではありません。

しかし、注意したり叱ったりする際には、できれば効果的に行いたいものです。注意した人間のストレス発散だけに終始するようなことだけは避けたいものです。そうでないと、何度も同じことを言うはめになり、さらに結局は改善につながらず、当事者にとっても、周囲にとってもメリットにはならないからです。

先に述べたこととも重なりますが、注意する際には人格を否定するような言葉は使わないようにすることがまず重要です。不必要に他人を傷つけてはいけないというのは当然のことです。まず、人格を否定せずに、行動に焦点を当てて注意することが重要です。

・**「君はなんてダメなやつなんだ」ではなく、「君の、その行動は良くない」**

という具合です。そして、その次に続く言葉かけに特別な配慮が必要となります。

私たちは通常、「こうやってはダメだ」と、適当でない行動について否定する（される）だけで、その否定された行動の理由を推測し、受け入れられる別の行動を自分自身で考えていくというプロセスを取ることが多いのではないでしょうか。これが、日本においてメジャーな教育・指導方法ではないかと思います。

しかし、これは求められる正解を自分で考えさせるという点では優れていると思いますが、発達障害の人、特に広汎性発達障害の人に対するアドバイスとしては適切ではありません。

広汎性発達障害には、三つ組の障害といわれる特性があることを思い出してみましょう。この三つ組の障害には、「想像力のズレ」という問題が含まれています。つまり、先ほど紹介した指導法にはこの想像力が求められるため、発達障害の人に対するアドバイスとしては有効ではないのです。

・「その行動は良くない」と注意を喚起した後は、「こうするとうまくいく」

と、求めている行動を、できるだけ具体的に指導するという配慮が求められます。つまりは、叱るだけでは行動が変化するのではないことを周りにいる人間は知っておく必要があるのです。

仕事の指示は具体的なほうがいい

職場で工夫して一番うまくいくのは、上司からの指示を具体的に出すことです。

発達障害の人たちの長所として、素直で真面目という点があります。そこで、指示するときに、「締め切りはいつか」「この仕事では何を求めているのか」などを具体的に書き出してあげると、十分に期待に応えられる仕事をすることが可能になります。

耳から聞く情報を処理する力よりも、視覚的に処理する力が強いので、メモやメールなどで指示を出したほうがいいでしょう。

また、指示が複数になると、仕事の優先順位がつけるのがむずかしいので、具体的に一つずつ与えることも必要です。

上司のフォローでうまくいく

製薬会社の営業マンでその仕事が天職だと思っていた人が、上司が変わった途端、不適応を起こしました。ＡＤＨＤ傾向のある人で、仕事の小さなミスや書類の書き間違いを新しい上司から指摘されたり注意されたりしているうちに、自信をなくし、気分が落ち込むようになって受診されました。

前の上司は、彼の話のうまさや頭の回転の早さなどを営業能力として高く評価し、小さなミスは補ってくれていたのです。ちょっとした度忘れやケアレスミスなどをフォローしてくれる人がいるのか、逆に、それを指摘して本人の改善を促そうとするのかでは、一八〇度状況が変わってくるのです。どちらが会社の利益になるのかを考えていただければ、部下の指導法も違ってくるのではないかと思います。

長い目で見て手助けする

発達障害の診断がついて、「ある程度の配慮をしてもらえば、会社の戦力として十分にやっていけます」と会社に伝えると、「配慮＝手助け」を取り違える人がいます。「発達障害の特性があるのはわかった。オレに任せろ。オマエは何もするな」というような対応を取られる方です。

手助けをすることと仕事を取り上げてしまうのはまったく違います。そのため、「職場に居場所がなくなってきています」という不安を訴える人は少なくありません。

発達障害の特性があるので、できることとできないことの偏りは出てきます。しかし、他人と能力の差のないところ、逆に、得意な分野も必ずあるのです。だからこそ長い目で見て、できるところを探っていくような対応をしていただきたいと思っています。それが職場のみなさんに期待するところです。

努力してもうまくいかないこともあると知っておく

ご家族に伝えたいのは、まずご自身を責めないでほしいということです。誰しも自分がもっと早く子どもの発達障害に気づいてやれていればとか、学校の先生からあの指摘があったときに何か対処していればと思うものです。しかし、決して育て方に問題があったわけではなく、そのとき気づいたとしても、お子さんの療育に最適で柔軟な教育システムがあったわけでもありません。まだ、日本では通常学級に行くか、特別支援学級を選ぶかという選択しかないので、その当時では選択自体が厳しかったと思います。

それよりも、発達障害という行動特性を持ちながら、成人までよく成長できたことを誉めてあげてください。

学校教育までは、知的で成績が優秀だったので乗り越えてくることができたのでしょうが、やはり仕事の現場となると、仕事の能力だけではなく、社会性や人間関係の能力が問われることになります。

いまの仕事がどのくらいやりづらいのかにもよりますが、それ以前にその会社の規模や体質にも大きく左右されるので、本人が努力すれば乗り越えられるというわけではありません。

家族の期待が大きすぎると本人を追い詰めていくことにもなります。家族には本人がうまく適応できない状況も頭においていただき、制度の名称に「障害」とついているため、気持ちが引いてしまうことが多いですが、障害者福祉手帳を取得する方法も一つの選択であることを知っていてほしいと思います。

障害者とつくので取得したくないと言う人もいますし、それを取得したとしてどんな仕事につけるのかと言う人もいますが、福祉的な就労、障害者枠での就労、それが困難であれば作業所などへの就労のほうが、本人にとっていい選択になることもあるのだということを頭においていただいたほうがいいと思います。

家族を支える人を見つける

発達障害の特性で、何度も何度も同じことを確認するという行動があります。本人もやりたくてやっているのではないですが、家族はそのことでイライラします。

ちょうど認知症介護の問題で認知症の人が何度も同じことを聞いてくるのと似ています。介護疲れから、介護うつで受診される方もいます。そういう人に話を聞くと、知り合いに相談しても「家族なんだから頑張りなさい」と言われるのがつらい、それで話をする相手が見つからないと言います。

そういう場合は、他の人に、たとえばケアマネージャーなどに話をしたり、同じ介護をしている人たちの会合に参加してグチを言い合ったりすることで解決していこうという動きがあります。

発達障害の家族を抱えている人たちも同じだと思います。全部を理解してやってやろうとするばかりではなくて、どこかでグチを言える相手が必要です。発達障害の家族会などもあるので、そういったところへ参加してみるのもいいでしょう。

パートナー間ではルールをつくる

第1章で、「変人といわれたまま死にたくない」とやってきた高齢者のエピソードを紹介しましたが、夫婦間では何年も会話がなかったようでした。発達障害の特性のために、齟齬《そご》をきたす夫婦関係、パートナー関係は少なくありません。

そうならないためには、まずは発達障害の特性をお互いによく理解した上で、その特性から現れてくる言動が、パートナー間にどういう影響を与えているのかを率直に話し合うことが必要だと思います。

「特性だからできないのは仕方ない」と考えるのは間違いです。これまで述べてきたように、感情や気持ちでは理解できなくても、知性で補うことは十分にできます。

お互いに「何をやってもらいたいか」、そして「何をしてほしくないか」を整理して書き出してください。その中で「できること」「できないこと」を冷静に話し合って、パートナー間の「やること」のルールを決めましょう。明文化されたルールがあれば、発達障害の人でも実行することはむずかしくはありません。

第4章で登場した夫婦のように、「朝、顔を合わせたら、目を合わせておはようと挨拶する」「夫が帰宅したら、お帰りなさいと言う」と一つ一つ決めていくのです。「火曜日のゴミ出しは夫」「二人で外出するときは、お互いのファッションをほめる」「毎週土曜日はいつもありがとうと言う」など、なんでもかまいません。お互いがお互いに望むことをルールとして書き出しておくことが大事なのです。

人間のコミュニケーションというのは、そんな小さなひと言、ちょっとした行動から生まれてくるのです。

サポート側が疲れないためには

周りの人のサポートを得ようとすれば、まず発達障害の特性があることをしっかりと自覚することが大切です。自分の特性を理解して、ある程度自分で自分を説明できるようになることです。

最近、付き添って来られる家族の人たちを見ていて思うのは、以前と違って発達障害をよく理解されているということです。苦手なことを無理やり「頑張れ」というようなことは言わないようにしています、などとおっしゃることが多く、どちらかというと、サポートする側がサポートしなくてはならない使命感に縛られすぎていて、とても疲弊《ひへい》しているように見えます。

理解しようとしていても発達障害の特性を持つ人の言動に腹が立つことがありますし、こんな生活がいつまで続くのかという悩みもあります。そう思ってしまうことが支援者になれていないとすごく苦しんでいる家族もいます。

本人は、逆にサポートされるのが当然だというように考えていることもあって、「自分は発達障害なんだから、妻であるお前がやれ」という態度が見える場合も多いのです。たぶん悪気はないのだと思うのですが、それでは支援が続かなくなります。

支援がうまくいっている人たちは、自助グループを利用したり、家族会に参加したり、同じような立場で話し合える人と話をしながら進めていくのが大きな力になっているようです。「そこに参加したことで、すごく元気になりました」と言う人が少なくありません。

発達障害の人も家族も、家庭の中で顔を突き合わせていれば、お互いの関係が煮詰まってきて疲弊します。発達障害の人はできるだけ就労することを目指し、家族は情報や仲間を求めて家族会などに参加して、ともに前向きに外へ向かっていく姿勢をいつも忘れないで持ってほしいと思います。

終わりに

成人して初めて発達障害の特性に気づかれた人たちが、現代社会でおかれている状況を少しでも理解してもらうことが、私が本書を執筆した一番の願いです。

発達障害の人は、特性のため社会生活上でさまざまな苦労をしているのに、その特性が他人の目には見えないので、「なんでうまくできないんだ！」と非難を受けることさえあります。成人の発達障害の方々が多くの苦悩を抱えつつ、それを克服するため人知れずさまざまな工夫をして生活しているということだけは、本書の読了に際してぜひ再確認してもらいたいと思います。

しかし、そもそも「うまくいく人」の定義とは何でしょうか？　何となくイメージすることはできますが、改めて考えてみるとこれはなかなかむずかしいことです。

もちろん個人に限定すれば、比較的容易に定義することもできるでしょう。ただ、個人においてもその年齢、とりまく環境、そして本人の目標や信念、少し大げさに言えば生き方によって「うまくいく」かは、微妙に色合いを変えるような気がします。そうであれば、自分が「うまくいく人」かどうかは主観が大きく影響しているのかもしれません。たとえ他人から「何をやってもうまくいかないやつだ」などと誹謗《ひぼう》されたとしても、「いや、自分はこれでいい」と心から思うことができれば、すっきりと解決できるような気もします。

一方、「つまずく人」とはどういう人を指すのでしょうか？　仕事でつまずく、人間関係でつまずく、家庭生活や恋愛問題でつまずく……といった具合に難題を抱えている人が連想されます。

また、「うまくいく」にくらべると「つまずく」のほうが、他人が評価を決定する面が強いように思われます。当人が「仕事はうまくいっているよ」と言い張ったとしても、上司に「ちっともうまくいってない。完全につまずいているぞ」と評価されたとすれば、これは決してうまくいっていることにはならないでしょう。「うちは夫婦円満です」と胸を張っても、その隣でパートナーが首を横に振ったとしたら、これもうまくいっているとはいえません。

どうも、他者から良い評価を得ることが「つまずかない」ためには必要なように思われます。しかし、この他者からの評価というものはなかなか思惑通りにいきません。また、仮に他者から良い評価を得ることばかりを意識して振る舞った場合、「つまずかない人」にはなれるかもしれませんが、「うまくいっている」という実感は得られないのかもしれません。

このように、「うまくいく人」と「つまずく人」という言葉の定義づけを試みただけでも、人の世のあいまいさを改めて痛感させられます。私たちが生活を営んでいるこの複雑怪奇な実社会では、今うまくいっている人がこの先もずっとうまくいくわけではありませんし、逆に今つまずいている人がつまずき続けるわけでもありません。そういう意味では、この社会は実にうまくできているようにも思えます。

ただ、実際につまずき転んでいる人がいたならば、数多くの手が差し伸べられるような、そして、その人が立ち上がりうまく歩けるまで複数の目で見守ってあげられるような、そんな余裕のある社会であってほしいと願います。

つまずきやすい人が、たとえ何度転んだとしても、その度に立ち上がり再びしっかりと、そして安心して歩き出せる社会は、きっと「うまくいく人」を多く生み出すこともできる、そんな豊かな社会なのではないかと私は思います。

備瀬哲弘

発達障害でつまずく人、うまくいく人

著者　備瀬哲弘

2011年6月25日　初版発行
2016年5月10日　5版発行

備瀬　哲弘（びせ・てつひろ）
吉祥寺クローバークリニック院長。精神科医。精神保健指定医。1972年沖縄県生まれ。'96年琉球大学医学部卒業。同附属病院、都立府中病院精神神経科、聖路加国際病院麻酔科、JR東京総合病院メンタルヘルス精神科などを経て、2007年8月より現職。日本総合病院精神医学会、日本精神神経学会、日本児童青年期精神医学会、日本精神科救急学会の会員。主な著書に『Dな人々　うつ病ではない「うつ」たちへ』『精神科ER緊急救命室』『大人の発達障害』『大人のアスペルガー症候群が楽になる本』など。
○吉祥寺クローバークリニック
http://www.kichijoji-clover-clinic.jp/index.html
○ブログ「うつ、軽症うつ、大人の軽度発達障害・AD/HDの診察日記」
http://blog.livedoor.jp/tetsubise/

発行者　佐藤俊彦
発行所　株式会社ワニ・プラス
〒150-8482
東京都渋谷区恵比寿4-4-9えびす大黒ビル7F
電話　03-5449-2171（編集）
発売元　株式会社ワニブックス
〒150-8482
東京都渋谷区恵比寿4-4-9えびす大黒ビル
電話　03-5449-2711（代表）
編集協力　仲上真之
装丁　スタジオ・ギブ　小栗山雄司
印刷・製本所　大日本印刷株式会社
DTP　株式会社オノ・エーワン

ISBN　978-4-8470-6037-3
ワニブックス【PLUS】新書　http://www.wani-shinsho.com